Pflege mini Arzneimittel

Hermann Plötz

Pflege mini Arzneimittel

Mit 21 Abbildungen

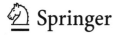 Springer

Dr. Hermann Plötz
Krankenhaus Barmherzige Brüder
Regensburg, Deutschland

ISBN-13 978-3-642-41558-6   ISBN 978-3-642-41559-3 (eBook)
DOI 10.1007/978-3-642-41559-3
Die Deutsche Nationalbibliothek verzeichnet diese Publikation in der Deutschen
Nationalbibliografie; detaillierte bibliografische Daten sind im Internet über
http://dnb.d-nb.de abrufbar.

Springer Medizin
© Springer-Verlag Berlin Heidelberg 2014

Planung: Susanne Moritz, Heidelberg
Projektmanagement: Dr. Ulrike Niesel, Heidelberg
Lektorat: Volker Drüke, Münster
Projektkoordination: Michael Barton, Heidelberg
Umschlaggestaltung: deblik Berlin
Fotonachweis Umschlag: © thinkstock
Herstellung: Fotosatz-Service Köhler GmbH – Reinhold Schöberl, Würzburg

Gedruckt auf säurefreiem und chlorfrei gebleichtem Papier

Springer Medizin ist Teil der Fachverlagsgruppe
Springer Science+Business Media
www.springer.com

Vorwort

Die Idee zu diesem Buch entstammt der Erkenntnis, dass es notwendig ist, sich einen Überblick über die immer mehr ausufernde Masse neuer Arzneistoffe zu schaffen. Die Möglichkeiten, Krankheiten zu heilen, zu lindern oder ihnen auch vorzubeugen, sind heute zahlreicher als je zuvor. Man denke hier nur an die großartigen Erfolge bei der HIV-Therapie oder die Behandlung von Diabetes mellitus. Auch die HPV-Impfung junger Mädchen zur Vermeidung von Gebärmutterhalskrebs zählt hierzu. Ähnliches wird uns in den nächsten Jahren hoffentlich auch in der Tumortherapie gelingen. Immer neuere, komplizierte Diagnose- und Operationsmöglichkeiten lassen Therapieerfolge zu, die noch vor Jahren undenkbar gewesen wären. Hierzu zählt z. B. die »Joystick«-Operationseinheit DaVinci (Roboterdoc). Hier führt ein Roboterarm die Operationsbewegungen des Mediziners, gesteuert über eine Art Joystick wesentlich genauer aus, als es ein menschlicher Arm je könnte.

Parallel dazu wird es immer schwieriger, all die neuen Therapeutika zu kennen und die komplexen Wirkprinzipien zu verstehen.

Dieses Buch soll dazu beitragen, sich im Umfeld der Medikamente besser zurechtzufinden. Daneben dient es während der Ausbildung und in der täglichen Praxis, Sicherheit im Umgang mit Arzneimittel zu bekommen.

Das Buch lebt von der konstruktiven Kritik der Leser/innen. Deshalb freue ich mich auch auf Anregungen von Seiten der Nutzer, die selbstverständlich auch beantwortet werden.

Hermann Plötz
Salching, im Winter 2013

Der Autor

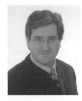

Dr. Hermann Plötz

1985–1989 Studium der Pharmazie an der Friedrich-
Alexander Universität Erlangen

1990–1993 Promotion an der Universität Regensburg
in Pharmakologie bei Prof Dr. Grobecker

1994–1996 Apotheker in einer Krankenhaus-
versorgenden Apotheke

1996–2008 Leiter der Apotheke der Klinikum St. Elisabeth
Straubing GmbH

Seit 2008 Leiter der Apotheke des Krankenhauses der
Barmherzigen Brüder in Regensburg

Seit 1990 Dozent an Alten-/Krankenpflegeschulen
und an Ausbildungszentren für Rettungsassistenten

langjähriger Autor von Fachbüchern

Inhaltsverzeichnis

Serviceteil

Grundlagen

H. Plötz, *Pflege mini Arzneimittel*,
DOI 10.1007/978-3-642-41559-3_1,
© Springer-Verlag Berlin Heidelberg 2014

1.1   Was versteht man unter einem Arzneimittel?

- Ist Melissen- oder Pfefferminztee ein Arzneimittel?
- Ist Süßstoff wie z. B. Natriumcyclamat ein Arzneimittel?
- Ist ein Vorbeugemittel wie Echinacin® ein Arzneimittel?
- Ist die Antibabypille ein Arzneimittel?
- Ist eine chirurgische Nadel ein Arzneimittel?
- Ist eine Prothese ein Arzneimittel?
- Ist ein Röntgenkontrastmittel ein Arzneimittel?

Bevor diese Fragen beantwortet werden können, muss zunächst einmal geklärt werden, was allgemein unter einem Arzneimittel zu verstehen ist.

❯ **Das Arzneimittel – auch Heilmittel, Medikament, Pharmakon oder Präparat genannt – wird zu diagnostischen Zwecken oder zur Behandlung von Krankheiten verwendet. Es wird aus natürlichen Grundstoffen oder synthetischen und ggf. (pharmazeutisch) speziell zubereiteten Wirksubstanzen hergestellt.**

Grundstoffe und Wirksubstanzen sind die sog. **Arzneistoffe**, die einzeln oder in Kombination mit den sog. **Hilfsstoffen** (z. B. Zäpfchengrundmasse, Zuckersirup, Geschmacksstoffe u. v. a.) das Arzneimittel bilden.

Als **Monopräparat** bezeichnet man beispielsweise Aspirin®, weil es nur einen einzigen Arzneistoff (Azetylsalizylsäure) enthält. Aspirin® plus C dagegen ist eine Wirkstoffkombination (**Kombipräparat**) aus Azetylsalizylsäure und Ascorbinsäure.

Zur besseren Unterscheidung von Arznei**mittel** (= Präparat) und Arznei**stoffe** sind in diesem Buch alle Präparate als registriertes Warenzeichen® gekennzeichnet. Die im Glossar erläuterten Begriffe und Abkürzungen tragen im Text ein Sternchen*.

In den folgenden Kapiteln soll versucht werden, Antworten auf die eingangs gestellten Fragen zu finden.

1.2   Einteilung der Arzneimittel

- **Freiverkäufliche Arzneimittel**

Diese Mittel können auch im Supermarkt mit Selbstbedienung angeboten werden. Ihre Abgabe unterliegt nicht der Kontrolle eines Apothekers. Beispiele hierfür sind Knoblauchpräparate, Melissengeist oder auch Franzbranntwein. Werden diese in der Apotheke angeboten, so dürfen sie in der Freiwahl platziert werden.

- **Apothekenpflichtige Arzneimittel**

Diese Medikamente dürfen nur in Apotheken verkauft werden. Eine Selbstbedienung der Kunden ist hierbei nicht erlaubt, d. h., für diese Arzneimittel soll und muss der Apotheker dem Patienten beratend und aufklärend zur Seite stehen. Hierzu zählen u. a. leichte Schmerzmittel wie Aspirin®, Paracetamol oder Ibuprofen. Es handelt sich hierbei meist um typische Sichtwahlartikel.

- **Verschreibungspflichtige Arzneimittel**

Diese Medikamente dürfen in der Apotheke nur nach Vorliegen einer ärztlichen, zahnärztlichen oder tierärztlichen Verschreibung (Rezept) abgegeben werden. Meist handelt es sich um sehr stark wirksame Arzneimittel. Daher soll zum Schutz der Gesundheit der Patienten nur der Arzt oder Zahnarzt bzw. bei Tieren der Tierarzt über Einsatz, Stärke und Menge dieser Medikamente entscheiden.

- **Betäubungsmittel**

Diese Stoffe unterliegen dem Betäubungsmittelgesetz (▶ Kap. 11). Die meisten dieser Arzneimittel können eine starke Sucht und Medikamentenabhängigkeit hervorrufen. Daneben werden sie oft als Rauschdrogen missbräuchlich von Suchtkranken eingesetzt. Der Arzt darf solche Mittel (z. B. Morphin) nur durch Verwenden eines speziellen Rezeptformulars verordnen. Betäubungsmittel sind ebenfalls nur in der Apotheke erhältlich. In der öffentlichen Apotheke dürfen Betäubungsmittel nur bei Vorlage eines BTM-Rezeptes abgeben werden. Ausnahme: Notfallverordnung. Für die Abgabe von Betäubungsmitteln für den Stationsbedarf muss die Anforderung mit speziellen Betäubungsmittelanforderungsscheinen erfolgen.

Zu welcher Gruppe nun ein Arzneimittel gehört, wird im Arzneimittel- bzw. im Betäubungsmittelgesetz (► Kap. 10 und ► Kap. 11) festgelegt, sodass Einordnungsschwierigkeiten weitgehend vermieden werden können.

1.3 Definition einiger Begriffe aus der Pharmakologie

Pharmakologie Lehre von den Wechselwirkungen zwischen einer Substanz und dem Körper (z. B. die blutdrucksenkende Wirkung von Adalat®).

Pharmakokinetik Lehre von der Wirkung des Organismus auf den zugeführten Stoff. Was macht der Körper mit dem Arzneistoff? Beispiel: Ethanol wird in den Blutkreislauf aufgenommen, dann über Acetaldehyd zu Essigsäure oxidiert und über die Niere ausgeschieden.

Pharmakodynamik Lehre von den Wirkungsmechanismen der Arzneistoffe im Körper. Was macht der Arzneistoff mit dem Körper? Beispiel: Glibenclamid stimuliert die Insulinsekretion, sodass ein überhöhter Blutglucosespiegel reduziert wird (Diabetestherapie).

Klinische Pharmakologie Bereits bekannte Arzneistoffe werden am Menschen untersucht (z. B. Dosisfindung eines neuen Antibiotikums).

Toxikologie Lehre von den schädlichen Eigenschaften bestimmter Stoffe.

Wirk(ungs)stärke Maß für die Konzentration eines Arzneistoffes, die zum Erzielen einer bestimmten Wirkung erforderlich ist. Je größer die Wirkstärke eines Arzneistoffes, desto kleiner ist die benötigte Konzentration bzw. die Dosis.

Praxistipp

Aspirin® wird zur entzündungshemmenden (antiphlogistischen) Therapie in Tagesdosen zu 3000 mg gegeben; ein Präparat mit Etoricoxib wird dagegen für die gleiche Indikation* mit 90 mg verabreicht.

Bioverfügbarkeit Das sind die Geschwindigkeit und das Ausmaß, mit der der Wirkstoff am Wirkort verfügbar ist. Sie gibt den prozentualen Anteil der verabreichten Dosis an, der dann tatsächlich zur Wirkung kommt. Beispiel: Ein Arzneistoff wird sehr schnell in der Leber abgebaut, sodass nur 20 % das Zielorgan erreichen.

Therapeutische Breite Sie bezeichnet die Spanne zwischen therapeutischer und toxischer* Dosis eines Arzneistoffes. Je größer diese Spanne, desto ungefährlicher ist das Medikament.

Metabolismus Dieser Begriff bezeichnet den Ab- bzw. Umbau der Arzneistoffe durch den Körper. Die entstehenden Produkte können ebenso wie der ursprüngliche Arzneistoff noch eine pharmakologische Wirkung besitzen oder aber durch den molekularen Umbau wirkungslos werden. Ziel des Metabolismus ist es, die fremden Stoffe in eine für den Körper ausscheidbare Form zu bringen. Die Abbauprodukte sind eher fettlöslich, wenn sie über den Leber-Galle-Weg ausgeschieden werden, sie sind dagegen mehr wasserlöslich, sofern sie mit dem Urin (renal) den Kreislauf verlassen. Das wichtigste Organ des Metabolismus ist die Leber. Eine andere Bezeichnung für den Begriff Metabolismus ist das Wort Biotransformation, da die Arzneistoffe im Körperbiologisch umgebaut, d. h. transformiert werden.

Steady state Davon spricht man, wenn die Invasion quantitativ* gleich der Evasion (▶ Abschn. 1.4) ist (input = output); d. h., die Wirkkonzentration im Körper bleibt konstant. Dies ist v. a. bei der Dauermedikation von Arzneistoffen bedeutsam, z. B. bei der Therapie des hohen Blutdrucks.

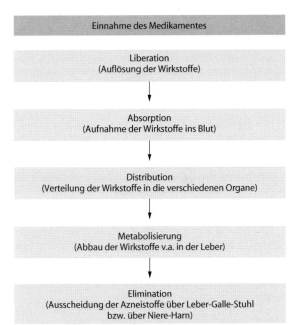

❑ Abb. 1.1 Verfolgung des Weges eines oral eingenommenen Medikaments im Körper

1.4   Wann und wie kann ein Arzneistoff wirken?

Die Wirkung eines Arzneistoffes ist die Folge komplexer Vorgänge im Organismus. Hierbei unterscheiden wir 3 Phasen (❑ Abb. 1.1):
- pharmazeutische Phase,
- pharmakokinetische Phase und
- pharmakodynamische Phase.

❯❯ **Erst nach Auflösung und Verteilung kann der Arzneistoff seine Wirkung im Körper entfalten.**

Zuerst muss es zu einer Freisetzung (Liberation) des Arzneistoffes im Körper kommen. Daraufhin wird das Pharmakon in den Blutkreislauf aufgenommen (absorbiert) und im Körper verteilt (distribuiert). Der Metabolismus verändert das Arzneistoffmolekül, d. h., seine Konzentration nimmt ab. Zum Schluss muss der veränderte oder auch unveränderte Arzneistoff den Körper wieder verlassen können, d. h., das Arzneimittel wird eliminiert. Dies ist das **LADME**-Prinzip.

Die pharmazeutische Phase beinhaltet den Zerfall der Arzneiform sowie die Auflösung des Arzneistoffes. Somit wird hier Bezug auf die galenischen* Eigenschaften der Arzneiform genommen.

Die pharmakokinetische Phase bezieht sich auf die **Invasion** und die **Evasion** des Arzneistoffes, wobei man unter Invasion die Adsorption und die Distribution des Arzneistoffes im Körper versteht. Die Evasion ist der Metabolismus und die Elimination des Arzneistoffes.

Die pharmakodynamische Phase stellt die Beeinflussung des Körpers durch das Arzneimittel und dessen Abbauprodukte in der Zeit zwischen Invasion und Evasion dar. In der pharmakodynamischen Phase zeigt das Medikament seine Wirkung, z. B. Blutdrucksenkung, Schmerzstillung oder Diurese (verstärkte Harnausscheidung).

1.4.1 Verabreichung (Applikation)

- **Allgemeines zur Applikation**

Ein Arzneimittel, das aus einem oder mehreren Arzneistoffen besteht, kann entweder auf die Körperoberfläche, d. h. auf die Haut oder die Schleimhaut aufgebracht, innerlich eingenommen oder mit Hilfe perforierender Instrumente (Spritzen, Impfpistolen) ins Körperinnere injiziert werden. Der Applikationsort und die Arzneiform müssen sich nach den physikalischen und chemischen Eigenschaften des Arzneistoffes (Benzylpenicillin z. B. wird durch die Magensäure zerstört), dem gewünschten Wirkeintritt, der geforderten Wirkdauer und dem Ort, an dem der Arzneistoff wirken soll, richten. Soll der Wirkeintritt schnell erfolgen, so muss injiziert werden, da somit die Resorption aus dem Magen-Darm-Trakt umgangen werden kann. Ebenso schnell wirksam ist die nasale oder inhalative Applikation. Wird dagegen ein verzögerter Wirkeintritt und eine verlängerte Wirkdauer gefordert, so kann das Arzneimittel oral (z. B. als Retardtablette) gegeben werden.

Auch ist die intramuskuläre Injektion als ölige Lösung oder Suspension möglich (z. B. Benzylpenicillin in öliger Lösung), denn dadurch entsteht ein Depot im Muskel, aus dem der Arzneistoff langsam freigesetzt wird. Für die Behandlung lokaler Wunden wird man zuerst an die topische (örtlich wirksame) Applikation denken und z. B. eine Dexpanthenolsalbe auf die Haut auftragen. Ist der Patient bewusstlos oder kann er nicht mehr schlucken, so muss injiziert werden. Bei ängstlichen Patienten ist die Injektion zu vermeiden und eher auf oral wirksame Arzneiformen auszuweichen. Statt des zu injizierenden Benzylpenicillins ist dann evtl. ein Penicillinsaft (z. B. Isocillin®) zu geben. Viele Arzneimittel mit Eiweißcharakter, z. B. Enzympräparate (Wobenzym® oder Pangrol®), werden durch die Magensäure bzw. durch Proteasen (Enzyme des Magen-Darm-Kanals) zerstört. Durch einen magensaftresistenten Überzug über solchen Tabletten lösen sich diese erst im Dünndarm auf, wo sie nicht mehr zerstört werden. Somit ist durch die galenische* Beeinflussung der Arzneiform wieder eine orale Applikation möglich.

■ Welche Applikationsarten und -orte gibt es?

Topische Applikation   Beispiele hierfür sind Salben für kranke Hautstellen, orale Gaben von Adsorbenzien* (z. B. medizinische Kohle bei Vergiftungen), Broncholytika in Form von Inhalationssprays (z. B. Sultanol® Spray) und Injektionen von Lokalanästhetika in bestimmte Gewebe. Der Vorteil der topischen Applikation liegt in der kleinen Arzneistoffmenge, die benötigt wird, da das Medikament dort aufgebracht wird, wo es zur Wirkung kommen soll. Außerdem wird der restliche Teil des Körpers weniger mit dem Arzneistoff belastet, d. h. die Nebenwirkungen sind geringer. So wird bei der ständigen Gabe von Kortikoiden leicht ein Cushing-Syndrom* erzeugt. Bei der kurzfristigen, lokalen Anwendung von Kortikoidsalben treten jedoch nur wenige Nebenwirkungen auf. Vorsicht ist aber bei Kleinkindern geboten, da deren Haut noch nicht so dick wie die der Erwachsenen ist und dadurch mehr Arzneistoff resorbiert werden kann.

Parenterale* Applikation Die intravasale (in ein Blutgefäß hinein erfolgende), d. h. meist intravenöse (unmittelbar in eine Vene hinein erfolgende, i.v.-) Injektion oder Infusion hat den Vorteil, dass zum einen exakt dosiert werden kann (kein First-pass-Effekt*, keine Resorptionsverluste*), zum anderen wird der Arzneistoff mit dem Blut schnell zu seinem Wirkort transportiert. Dies ist v. a. in Notfällen wichtig (z. B. i.v.-Gabe von Adrenalin bei Herzstillstand). Der Nachteil besteht im apparativen Aufwand der Methode und der Gefahr der Keimverschleppung.

Orale Applikation Oral werden Arzneimittel am bequemsten eingenommen. Der Vorteil besteht in der einfachen und preisgünstigen Herstellung dieser Arzneiform und der bequemen Anwendung durch den Patienten selbst. Die Nachteile liegen in der unsicheren Bioverfügbarkeit durch Resorptionsverluste und den First-pass-Effekt der Leber (▶ Abschn. 1.4.4).

Rektale* Applikation Diese Applikationsform ist nur für Arzneimittel mit großer therapeutischer Breite geeignet, da die Resorptionsverhältnisse schwer zu quantifizieren sind. Schmerzstillende und fiebersenkende Mittel (Analgetika und Antipyretika wie z. B. Ben-u-ron® Supp.) werden dagegen bei Säuglingen und Kleinkindern gerne rektal verabreicht, z. B. bei Verweigerung durch das Kind, bei Schluckstörungen usw. Ebenso bietet diese Applikationsart Vorteile bei Patienten, die zu Erbrechen oder Magen-Darm-Problemen neigen, und wenn eine parenterale* Gabe nicht notwendig ist.

1.4.2 Aufnahme (Resorption*)

Unter der Resorption eines Stoffes versteht man dessen Aufnahme von der Körperoberfläche (Haut oder Schleimhaut) oder aus örtlich begrenzten Stellen im Körper in die Blutbahn oder in das Lymphsystem. Hier erfolgt dann die Verteilung in den Gesamtorganismus. Da ein Arzneistoff nur dann wirksam werden kann, wenn er in ausreichender Menge am Wirkort vorliegt, ist die Resorption Voraussetzung für den therapeutischen Erfolg, es sei denn, dass das Arzneimittel intravasal gegeben oder nur lokal appliziert wird.

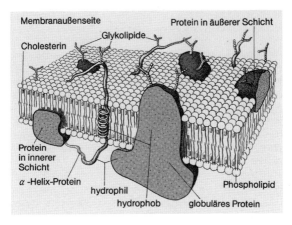

■ **Abb. 1.2** Biomembran. (Aus: Schmidt u. Thews 1990)

■ **Wie kommt nun der Arzneistoff an den Wirkort?**

Die eigentliche Resorptionsbarriere, die Trennlinie zwischen äußerem und innerem Milieu, ist die Oberflächenmembran der Zellen. Diese Membran besteht aus einer Lipiddoppelschicht, in der Proteine ein- oder aufgelagert sind. Einige Proteine reichen durch die ganze Membran hindurch und bilden Poren. Diese Poren lassen hydrophile* (wasserlösliche) Stoffe durchtreten. Die Lipiddoppelschicht ist dagegen für lipophile* (fettlösliche) Stoffe durchlässig (■ Abb. 1.2).

Der Substanzdurchtritt durch die Membran kann erfolgen als

- Diffusion,
- erleichterte Diffusion (proportional zu dem Konzentrationsgefälle),
- aktiver Transport (energieverbrauchender Carrier*) und
- Pinozytose*, Phagozytose* oder Persorption*.

Pinozytose bedeutet die Aufnahme kleiner Flüssigkeitstropfen aus dem Magen-Darm-Kanal. Bei der Phagozytose werden dagegen Feststoffteilchen aufgenommen. Das Hereinnehmen von festen

Teilchen zwischen den Epithelzellen hindurch in den Organismus bezeichnet man als Persorption.

Resorption bei bukkaler* oder sublingualer* Applikation Lipophile Arzneistoffe können bei dieser Verabreichungsform gut resorbiert werden. Dadurch bedingt treten weder ein First-pass-Effekt*, noch eine Inaktivierung durch Magensäure oder gastrointestinale* Enzyme auf (Nitroglyzerinspray oder -zerbeißkapsel im Angina-pectoris-Anfall). Auch in der Schmerztherapie wird diese Art der Resorption gerne verwendet. Beispiele sind Temgesic sublingual® (Buprenorphin) oder Effentora® bzw. Actiq® Tabletten mit dem Wirkstoff Fentanyl.

Resorption bei oraler Applikation Die Resorption im Verdauungstrakt wird von verschiedensten Faktoren beeinflusst. Im Magen werden wegen des sauren pH-Werts alkalische Stoffe nicht resorbiert. Die Dauer der Magenpassage hängt u. a. vom Füllungszustand des Magens ab. Ethanol hat eine hyperämisierende* Wirkung und beschleunigt dadurch die Resorption. Außerdem besitzt Ethanol gute Lösungsmitteleigenschaften, was ebenfalls die Aufnahme fördert. Der Dünndarm besitzt eine besonders große Resorptionsoberfläche, die durch Schleimhautfalten, -zotten und -mikrovilli* gebildet wird, sodass 200 m² Oberfläche zur Verfügung stehen. Laxanzien aber (z. B. Rizinusöl) verkürzen die Passagezeiten enorm, sodass mit verminderter Resorption gerechnet werden muss. Bei Vergiftungen wird gerade dies angestrebt. Manche Arzneistoffe werden bei leerem Magen besser resorbiert (z. B. Biphosphonate), andere Wirkstoffe, wie z. B. viele Antibiotika, besser zum Essen resorbiert.

Resorption bei rektaler* Applikation Bei der Applikation im unteren Rektumbereich werden die Arzneistoffe direkt in die untere Hohlvene absorbiert, sodass kein First-pass-Effekt auftritt. Das Problem liegt aber in der schwankenden und niedrigen Resorptionsquote.

Resorption bei nasaler Applikation Die Resorptionsverhältnisse liegen hier ähnlich wie bei der Mundschleimhaut. Oft werden abschwellende Nasentropfen lokal (topisch) angewendet. Vorsicht ist geboten bei der Verwendung von Nasentropfen mit α-Sympathikomimetika* (▶ Abschn. 2.7.2) bei Säuglingen, da es aufgrund der Resorption zu systemischen* Effekten kommen kann, d. h., es treten Blutdruckanstieg und Herzrasen (Tachykardie*) auf.

Pulmonale Resorption Für die Resorption über die Lunge eignen sich besonders gasförmige Stoffe (man denke an Narkosegase wie z. B. Sevorane oder Suprane). Die Resorptionsoberfläche der Lunge beträgt ca. 100 m², es können auch Flüssigkeiten und feste Stoffe resorbiert werden. Aerosole* (fest oder flüssig) dienen v. a. der lokalen Therapie des Asthma bronchiale (z. B. Sultanol® Dosieraerosol). Ebenso wie bei der nasalen Applikation kann es zu systemischen* Nebenwirkungen kommen. Neu ist auch, dass versucht wird, Insulin inhalativ zu verabreichen (Humaninsulin Exubera®, ▶ Kap. 9).

Resorption bei Applikation am Auge Soll das Arzneimittel ins Augeninnere eindringen, so müssen lipophile und hydrophile Strukturen überwunden werden (◘ Abb. 1.3). Das Korneaepithel* und -endothel* stellen lipophile Strukturen dar, während durch das Stroma (Bindegewebsgerüst der Iris) nur hydrophile Stoffe diffundieren können (z. B. das Parasympathikomimetikum Pilocarpin, ▶ Abschn. 2.7.3, das als Miotikum*, also zur Pupillenverengung angewendet wird).

Resorption bei Applikation auf der Haut Die Haut dürfte eigentlich keine resorptiven Eigenschaften haben, da sie den Körper ja vor Schadstoffen schützen soll. Eine Resorption ist zwar transfollikulär* oder transepidermal* möglich, jedoch ist die Resorptionsquote durch die Haut viel kleiner als durch die Schleimhaut. Das Stratum corneum* ist nicht kapillarisiert (durchblutet) und hat nur 10% Wassergehalt. Es stellt also eine Resorptionsbarriere dar. Lipidlösliche Substanzen, die z. T. noch wasserlösliche Strukturanteile haben, können noch am leichtesten aufgenommen werden. Fette Öle und rein hydrophile Stoffe werden kaum resorbiert.

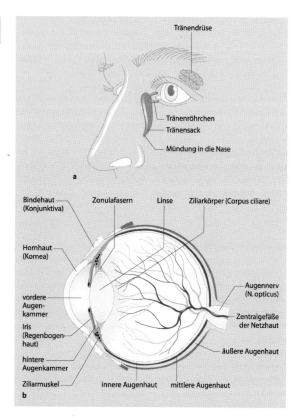

◻ Abb. 1.3 a–b Auge. **a** »Umgebung« des Auges, **b** Schema des Augapfels

▶ Man kann aber die Aufnahme durch die Haut erhöhen, z. B. durch Wärmeeinwirkung, hyperämisierende* Reagenzien (Ethanol) oder durch Lösungsmittel [Dimethylsulfoxid (DMSO)]. In entzündeten Hautgebieten ist die Resorptionsquote erhöht;
▼

ebenso wenn das Stratum corneum durch Verbrennungen zerstört ist. Bei Säuglingen und Kleinkindern ist das Stratum corneum wenig ausgebildet, sodass auch hier die Resorption erleichtert ist. Deshalb sollten bei kindlichen Ekzemen keine allzu starken Glukokortikoidsalben (Cortison) angewendet werden (▶ Abschn. 9.3.1: Cushing-Syndrom*). Für Senioren gilt die gleiche Gesetzmäßigkeit (Papierhaut).

Neue Systeme benützen die Haut als Resorptionsorgan für Stoffe, die einen hohen First-pass-Effekt haben und in kleinen Dosen angewendet werden (z. B. Scopolaminpflaster, Östrogenpflaster, Nitroglyzerinpflaster, Nikotinpflaster, Fentanylpflaster, Buprenorphinpflaster, Östrogen-/Gestagenpflaster, Lidocain/Prilocainpflaster [als Occlusionspflaster], Rotigotinpflaster oder Rivastigmin). Neu ist auch das Capsaicin-haltige Pflaster zur kutanen Schmerztherapie Qutenza®, welches nur ca. 30 min auf der Haut bleiben muss.

Resorption bei parenteraler* Applikation Bei der Injektion (Abb. 1.7) unter die Haut (subkutan, s. c.) oder in den Muskel (intramuskulär, i. m.) hängt die Resorption von der Durchblutung des Gewebes ab. Bei der intravasalen Injektion (z. B. in die Venen) muss keine Resorptionsbarriere überwunden werden.

■ Resorptionsbeeinflussung

Veränderung der Resorption bei parenteralen Arzneiformen. Man kann versuchen, die Resorption z. B. bei i.m.-Injektion mit Hyaluronidasen zu steigern. Andererseits ist es möglich, durch folgende Maßnahmen die Resorption zu verzögern:

- Lösen oder Suspendieren des Arzneistoffes in einem öligen Vehikel,
- Adsorption des Arzneistoffes an ein Trägermolekül, welches die Diffusion des gelösten Arzneistoffes verzögert,
- Verwendung von Kristallsuspensionen (z. B. Verzögerungsinsuline).

Veränderung der Resorption bei oraler Applikation. Bei Tabletten bzw. Dragees lässt sich die Wirkstoff-Freigabe durch Umhüllung des Arzneistoffes mit schwer löslichen Überzügen oder durch Einbettung in Wachse/Fette steuern. Die Bindung des Arzneistoffes an Ionenaustauscherharze verlängert ebenfalls die Arzneistoff-Freigabe (z. B. Codipront® Saft, zurzeit außer Handel).

1.4.3 Verteilung (Distribution)

Ist das Pharmakon in die Blutbahn gelangt, wird es im Gefäßsystem mit dem Blutstrom verteilt. Infolge des Konzentrationsgefälles vom Blut zum Gewebe versucht der Arzneistoff, die Blutbahn zu verlassen und sich im Gesamtorganismus zu verteilen. Die Verteilung hängt von der Molekülgröße, der Bindung an Plasma- und Gewebsproteine, der Durchlässigkeit der Membranen sowie von der Durchblutung der Gewebe ab.

- **Welche Verteilungsräume gibt es?**

Der Organismus kann in den Intrazellulärraum und in den Extrazellulärraum unterteilt werden. Zum Intrazellulärraum (75 % des Körpergewichtes, bei Säuglingen noch mehr) gehören die intrazelluläre Flüssigkeit und die festen Zellbestandteile. Der Extrazellulärraum (22 % des Körpergewichtes) wird unterteilt in Plasmawasser, interstitiellen* Raum (leicht diffundierbare Flüssigkeit im Interstitium* und Flüssigkeit in Gewebe und Haut) und in transzelluläre Flüssigkeit (Liquor cerebrospinalis, Kammerwasser und Periendolymphe, d. h. Flüssigkeit in Körperhöhlen und Hohlorganen).

Verteilen kann sich folglich ein Arzneimittel

- nur im Plasma,
- im Plasma und im restlichen Extrazellulärraum oder
- im Intra- und Extrazellulärraum.

Die Konzentration eines Stoffes im Plasma, der sog. Blutspiegel (Plasmaspiegel), wird mit modernen analytischen Methoden (z. B. HPLC*) bestimmt und dient dem »drug monitoring« (Medikamentenüberwachung, z. B. bei Vancomycin oder Gentamycin). Makromoleküle können, nachdem sie i. v. gegeben worden sind, den Plasmaraum nicht mehr verlassen (z. B. Plasmaexpander wie der Arzneistoff Dextran). Die Verteilung der übrigen Arzneistoffe zwischen Plasma und interstitiellem Raum wird vom Kapillaraufbau bestimmt. Besonders guter Austausch ist dort möglich, wo das Endothel und die Basalmembranen Lücken aufweisen (z. B. in der Leber, Milz und im retikuloendothelialen System [RES*]). Die Hirnkapillaren sind aber zusätzlich von Neurogliazellen* umgeben, sodass hier eine verminderte Durchgängigkeit für Arzneistoffe besteht. Man spricht von der Blut-Hirn-Schranke. Bei entzündlichen Prozessen ist jedoch die Durchlässigkeit (Permeabilität*) dieser Barriere erheblich erhöht, sodass jetzt leicht Stoffe ins ZNS gelangen können (Kumulation*, Nebenwirkungen, Toxizität*).

> **Wichtig für die Verteilungsprozesse ist die Eiweißbindung, denn ein an Plasmaeiweiß gebundenes Pharmakon kann den Plasmaraum so nicht verlassen. Ebenso möglich ist eine Bindung an Gewebsproteine, sodass die Rückverteilung ins Plasma gehemmt, d. h. die Elimination verlängert ist. Bei Neugeborenen ist der Prozentsatz des an Plasmaeiweiß gebundenen Arzneistoffs kleiner, sodass das Arzneimittel schneller verteilt wird und die Gefahr der Überdosierung eher besteht.**

■ **Welche Faktoren beeinflussen weiterhin die Verteilung?**

Der Einfluss der Löslichkeit des Arzneistoffes auf die Verteilung zeigt sich auch darin, dass sich lipophile Arzneistoffe überwiegend im fettreichen Gewebe, hydrophile Stoffe hauptsächlich extrazellulär anreichern. Vor dem Erreichen des Verteilungsgleichgewichtes wird die Verteilung im hohen Maße von der Durchblutung der Organe bestimmt.

Besondere Verteilungsvorgänge sind im Magen-Darm-Trakt (Gastrointestinaltrakt) zu berücksichtigen. Stoffe, die mit der Galle in den Zwölffingerdarm (Duodenum) ausgeschieden werden, können in tiefer liegenden Darmabschnitten wieder rückresorbiert werden (enterohepatischer* Kreislauf). Die Plazenta ist, da die Membran viele Poren besitzt, gut für lipophile und hydrophile Stoffe durchlässig. Es existiert hier im Gegensatz zum Gehirn keine Blut-Plazenta-Schranke, d. h., Arzneistoffe im mütterlichen Kreislauf gehen auch weitgehend in den kindlichen Kreislauf über.

In die Muttermilch treten v. a. gut lipidlösliche Substanzen über, die sich dann im Milchfett anreichern können. Auch Ethanol (Weingeist) und Nikotin gehen in die Muttermilch über.

Ein besonders aktueller Aspekt der Verteilungsbeeinflussung ist das »drug targeting«* (Atropin und N-Butylscopolamin).

1.4.4 Verstoffwechslung (Biotransformation)

Lipophile Stoffe werden nach der glomerulären* Filtration in den Nierentubuli* z. T. wieder rückresorbiert, d. h., sie werden nur langsam renal (über die Niere) eliminiert, sodass die Gefahr einer Kumulation* (hier: Vergiftung durch Anreicherung) besteht. Um dies zu verhindern, verfügt der Körper über Enzymsysteme, die lipophile Xenobiotika (Fremdstoffe) in hydrophilere, leichter ausscheidbare Stoffe umwandeln können. Vor allem die Leber ist ein solches metabolisierendes Organ (First-pass-Effekt; ❏ Abb. 1.4).

- **Ablauf der Biotransformation**

First-pass-Effekt Das gesamte venöse Blut des Magen-Darm-Traktes und damit auch alle darin enthaltenen Substanzen gelangen in die Pfortader und von hier in die Leber. Erst dann kommt das Blut mit dem Medikament zum Herzen und über den Lungenkreislauf in den großen Kreislauf. Bei der ersten Leberpassage wird der Arzneistoff schon teilweise metabolisiert. Dieser Metabolismus des Pharmakons vor dem Erreichen des großen Kreislaufs wird First-pass-Effekt genannt. Bei manchen Arzneistoffen wird die Bioverfügbarkeit dadurch stark reduziert.

Phase-I-Reaktion Die Arzneistoffe werden oxidiert, reduziert, methyliert oder hydrolytisch gespalten.

Phase-II-Reaktion Sie besteht aus Konjugationen* von körpereigenen Stoffen, wie z. B. Glukuronsäure, aktiviertem Sulfat, aktivierter Essigsäure oder Glyzin, mit hydrophilen oder durch Phase-I-Reaktion hydrophil gemachten Arzneistoffen.

- **Einfluss des Alters auf die Biotransformation**

Beim Neugeborenen und in noch stärkerem Ausmaß beim Frühgeborenen ist die Enzymausstattung, welche die Biotransformation

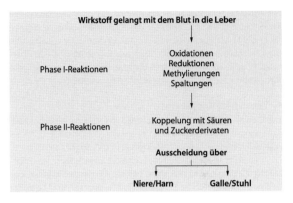

Wirkstoff gelangt mit dem Blut in die Leber

Phase I-Reaktionen — Oxidationen
Reduktionen
Methylierungen
Spaltungen

Phase II-Reaktionen — Koppelung mit Säuren
und Zuckerderivaten

Ausscheidung über

Niere/Harn **Galle/Stuhl**

🔲 **Abb. 1.4** Die wichtigsten Vorgänge bei der Biotransformation

bewirkt, noch nicht vollständig ausgebildet. Die Glukuronyltransferase (notwendig zur Phase-II-Reaktion) wird erst ab dem Zeitpunkt der Geburt gebildet. Also werden die Arzneistoffe vom Neugeborenen in geringerem Ausmaß konjugiert, sodass es u. U. zur Kumulation* und damit zur Überschreitung der toxischen Dosis kommen kann (Grey-Syndrom nach der Chloramphenicol-Verabreichung an Säuglinge). Dagegen ist bei Kindern im Alter von 1–8 Jahren die Biotransformation gegenüber der bei Erwachsenen erhöht (u. a. durch ein größeres Lebergewicht im Verhältnis zum Körpergewicht).

1.4.5 Ausscheidung (Elimination)

Die Ausscheidung des Arzneistoffes oder seiner Abbauprodukte (Metaboliten) führt wie die Biotransformation zur Abnahme der Wirkstoffkonzentration im Körper. Je nach Löslichkeit und Dampfdruck wird die Substanz ausgeschieden:

— renal, d. h. über die Niere mit dem Urin;
— biliär, d. h. mit der Galle;
— pulmonal, d. h. über die Lunge mit der Atmungsluft.

Die Ausscheidung durch die Haut spielt nur eine untergeordnete Rolle. Ein bekanntes Beispiel für die pulmonale und dermatogene (über die Haut) Elimination ist die Ausscheidung der Inhaltsstoffe des Knoblauchs. Bei stillenden Frauen kann die Abgabe von Pharmaka bzw. ihren Metaboliten in die Muttermilch zu bedenklichen Intoxikationen (Vergiftungen) bei Säuglingen führen.

■ **Renale* Ausscheidung**

Die Geschwindigkeit und das Ausmaß der renalen Ausscheidung werden von der glomerulären* Filtration, der tubulären* Rückresorption und der tubulären Sekretion bestimmt (◘ Abb. 1.5).

Für die glomeruläre Filtration sind die Löslichkeitseigenschaften der Pharmaka ohne Einfluss. Die Filtrationsrate steigt bei Zunahme des Blutdrucks in den Glomeruluskapillaren*, bei Vergrößerung der Filtrationsfläche durch Einbeziehung der ruhig gestellten Glomerula und bei Verminderung der Plasmaeiweißbindung.

Die tubuläre Rückresorption ist für die meisten Arzneistoffe ein passiver Diffusionsprozess. Sie hängt von den Lösungseigenschaften der Pharmaka ab. Lipidlösliche Substanzen, die enteral gut resorbiert werden, durchdringen auch leicht das Tubulusepithel und werden stark rückresorbiert. Hydrophile, kaum resorbierbare Stoffe diffundieren dagegen schlecht transtubulär.

Der tubulären Sekretion liegt im Gegensatz zur tubulären Rückresorption von Pharmaka ein aktiver Prozess zugrunde. Durch ein in den Zellen der proximalen Tubuli lokalisiertes Transportsystem werden zahlreiche Säuren, z. B. auch Penicilline, entgegen dem Konzentrationsgefälle in den Urin abgegeben.

■ **Biliäre* Ausscheidung**

Mit der Galle werden v. a. Stoffe ausgeschieden, die ein Molekulargewicht von über 500 Dalton[1] haben. Der Übertritt aus der Leberzelle in die Gallenkapillaren erfolgt entweder durch Diffusion oder durch aktiven Transport. Letzteres ist v. a. für saure Stoffe und Röntgenkontrastmittel gegeben. Die biliäre Elimination von Glukuroniden kommt besonders oft vor. Tetrazykline, Chloramphenicol und andere Antibiotika werden in bakteriostatisch* wirksamen Konzen-

---

1 Veraltete atomare Masseneinheit: 1 Dalton = $1{,}6601810^{-27}$ kg.

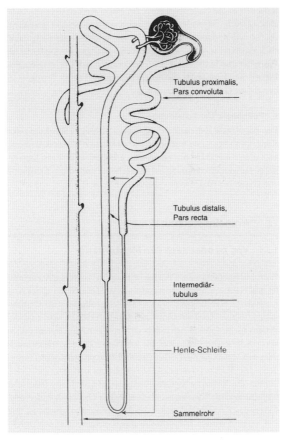

Abb. 1.5 Nephron mit Sammelrohr. Das Nephron besteht aus proximalem Tubulus, Intermediärtubulus und distalem Tubulus. Die geraden Bestandteile des Nephrons (Pars recta) befinden sich im Mark (22. S. 148) oder in den Markstrahlen, die gewundenen Bestandteile (Pars convoluta) befinden sich in der Rinde. Henle-Schleife = Intermediärtubulus + gerade Teile des proximalen und distalen Tubulus. (Mod. nach Junqueira u. Carneiro 1984)

trationen in die Galle abgegeben. Im Darm werden über die Galle abgesonderte (sezernierte) Konjugate teilweise wieder gespalten, ebenso wie lipophile, mit der Galle eliminierte Stoffe weitgehend rückresorbiert werden. Auf diese Weise gelangen sie wieder in die Pfortader und in die Leber, d. h., sie befinden sich in einem enterohepatischen Kreislauf*. Die Ausscheidung wird somit verzögert, es besteht die Gefahr der Kumulation.

- **Pulmonale* Ausscheidung**

Die pulmonale Exhalation* von Gasen erfolgt proportional den Konzentrations- und Druckgradienten zwischen Blut und Atemluft. Es handelt sich dabei um einen reinen Diffusionsprozess. Eine erhöhte Lungendurchblutung hat eine erhöhte pulmonale Exhalation von Gasen zur Folge (wichtig bei Narkosegasen).

1.5 Arzneimitteleinnahme

1.5.1 Vor, zu oder nach den Mahlzeiten?

Hier sind Interaktionen* (Wechselwirkungen) zwischen Arzneimittel und Nahrungsmittel bedeutsam. Oft wird die Wirkung der Arzneien durch Nahrungsmittel abgeschwächt, sodass die MEC (minimale effektive Konzentration) nicht mehr erreicht wird und der Patient nicht optimal behandelt werden kann. Die Interaktionen können die Resorptionsquote, die Verträglichkeit des Arzneimittels oder den Metabolismus (z. B. lipophile β-Rezeptorenblocker) verändern. Die Magenentleerungsgeschwindigkeit bestimmt bei vielen Stoffen die Resorptionsgeschwindigkeit. Heiße, kalte, fette oder schlecht gekaute Nahrungsmittel verzögern die Magenentleerung, sodass das Arzneimittel länger der Magensäure ausgesetzt ist und evtl. zerstört wird (z. B. Erythromycin). Teilchen mit einem Durchmesser unter 1 mm können auch bei geschlossenem Magenausgang (Pylorus) in den Dünndarm gelangen.

1.5.2 Wechselwirkungen mit der Nahrung

- **Nahrungsmittel und Antibiotika**

Penicilline und Cephalosporine sollten auf nüchternen Magen eingenommen werden, da sie dann schneller in den Dünndarm gelangen und quantitativ vollständiger resorbiert werden. Somit wird die Bioverfügbarkeit erhöht. Werden diese Stoffe aber schlecht vertragen, was sich z. B. in Magenschmerzen äußern kann, so können diese Nebenwirkungen vermieden werden, indem das Antibiotikum mit der Mahlzeit eingenommen wird. Bei den Penicillinen sind die dafür in Kauf zu nehmenden Resorptionsverzögerungen bzw. -verluste zu tolerieren, da sie meist in leicht überhöhter Dosis gegeben werden. Bei Pivampicillin (ein Breitbandpenicillin) und einigen Cephalosporinen kommt es bei gleichzeitiger Nahrungsaufnahme zu keiner Resorptionsbeeinflussung. Vorsicht ist bei dem Makrolidantibiotikum Erythromycin geboten, da die Nahrungsaufnahme die Magenentleerung verzögert. Das Antibiotikum ist somit länger der Magensäure ausgesetzt und wird dadurch schon teilweise zerstört. Die Veresterung zu Erythromycinethylsuccinat (z. B. Paediathrocin®) führt zu einem Derivat*, welches im sauren Milieu stabil ist und daher auch mit der Mahlzeit eingenommen werden kann. Bei den Sulfonamiden wird die Resorption nach der Gabe auf nüchternen Magen erheblich beschleunigt. Kommt es aber aufgrund von Unverträglichkeiten zu Magen-Darm-Problemen, so können diese durch gleichzeitige Nahrungsaufnahme gemildert werden. Die Resorption ist dann zwar etwas verzögert, aber die erreichten Blutspiegel sind für die antibiotische Wirkung ausreichend. Cefuroximaxetil (z. B. Elobact®) wird sogar bei Einnahme zum Essen besser resorbiert.

Biphosphonate wie z. B. Clodronat (Ostac®), Etidronat (Didronel®), Alendronat (Fosamax®) und andere stellen v. a. allen an ältere Osteoporosepatienten großen Anforderungen an die Einnahmezuverlässigkeit. Solche Medikamente dürfen nicht mit Kalzium in Verbindung gebracht werden, da ansonsten die Wirkung neutralisiert wird. Dies bedeutet, dass die Einnahme unbedingt nüchtern zu erfolgen hat und als Flüssigkeit zum Schlucken nur Leitungswasser verwendet werden darf. (Vorsicht: Auch im Mineralwasser sind genügend Kalziumionen, um die Wirkung dieser Arzneimittel zu

blockieren.) Des Weiteren ist bei diesen Arzneistoffen die Flüssig-
keitsmenge sehr wichtig, da das Medikament sich schnell im Magen-Darm-Kanal lösen soll. Bei langer Verweildauer in der Speiseröhre besteht die Gefahr von Verätzungen. Deshalb ist es bei der
Einnahme der o. g. Stoffe auch nicht erlaubt, sich nach der Applikation flach hinzulegen.

■ **Nahrungsmittel und β-Rezeptorenblocker**

Bei den β-Blockern muss man zuerst zwischen lipophilen (z. B. Pro-
panolol oder Metoprolol) und hydrophilen (z. B. Atenolol oder So-
talol) β-Blockern unterscheiden. Lipophile β-Blocker unterliegen
einem hohen First-pass-Effekt, der durch die gleichzeitige Nahrungsaufnahme gemindert wird. Begründung: Die metabolisieren-
den Leberenzyme sind z. T. schon mit der Nahrungsverarbeitung
beschäftigt, sodass weniger Arzneistoff abgebaut werden kann. Die
hydrophilen β-Blocker unterliegen nur einem kleinen First-pass-
Effekt, sodass die Gabe 0,5–1 h vor dem Essen die Resorptionsgeschwindigkeit aufgrund der schnelleren Magenpassage erhöht.

Die retardierten Arzneiformen, welche über einen längeren
Zeitraum gleichmäßig Arzneistoffe freisetzen, können sowohl vor
als auch nach dem Essen eingenommen werden.

■ **Getränke und Arzneimittel**

Milch Die Tetrazykline Doxycyclin oder Minocyclin) bilden im
Darm mit den Ca^{2+}-Ionen der Milch einen schwer löslichen Kom-
plex, der nicht mehr resorbiert werden kann. Der Arzneistoff Bisacodyl, der z. B. in den Abführdragees Dulcolax® enthalten ist, schä-
digt die Magenschleimhaut. Deshalb sind die Tabletten mit einem
dünndarmlöslichen Überzug versehen. Wird Bisacodyl mit Milch
eingenommen, so löst sich der Überzug im Milchfett, sodass das
Bisacodyl schon im Magen frei wird und zu Magenschmerzen führt.

Saure Getränke Ein Medikament zur Raucherentwöhnung, der Ni-
kotinkaugummi (z. B. Nicorette®), darf nicht zugleich mit sauren
Getränken gekaut werden, da sonst das Nikotin nicht über die
Mundschleimhaut aufgenommen werden kann. Begründung: Nikotin ist eine Base, die im sauren Milieu protoniert wird, d. h., es bildet
sich ein positiv geladenes Ion (Kation). Geladene Substanzen kön-

nen aber die lipophilen Membranen nur schwer durchdringen, was zur Folge hat, dass das Nikotin nicht resorbiert wird.

1.6 Verabreichung von Arzneimitteln

1.6.1 Möglichkeiten der Verabreichung

Praktisch alle im Folgenden aufgeführten Arzneiformen können lokal (örtlich) und/oder nach Resorption systemisch* ihre Wirkung entfalten.

- **Orale Gabe von Arzneimitteln**

Als oral anzuwendende Arzneiformen stehen z. B. zur Verfügung: Kapseln, Dragees, Tabletten, Kau-, Lutsch-, Sublingualtabletten, Zerbeißkapseln, Brausetabletten, Granulate, Säfte, Tropfen.

Das Schlucken von Arzneimitteln ist die bequemste und einfachste Art der Arzneimitteleinnahme. Die Wirkstoffe gelangen dabei in den Magen-Darm-Trakt und können dann ins Blut übergehen.

Wichtig ist, dass die Tabletten (o. Ä.) sitzend oder stehend mit viel Wasser eingenommen werden. Am besten und verträglichsten sind 200–300 ml frisches Leitungswasser. Die große Menge an Flüssigkeit ist v. a. dafür wichtig, dass sich die Tablette schnell im Magen in einem ausreichenden Volumen an Flüssigkeit auflösen kann. Je mehr Flüssigkeit, desto schneller ist die Auflösung und somit ein schneller Wirkeintritt gewährleistet. Auf keinen Fall dürfen sie liegend verabreicht werden, da sonst die Gefahr besteht, dass sie in der Speiseröhre stecken bleiben und hier zu Verletzungen (z. B. Verätzungen durch saure Arzneistoffe wie Doxycyclinhydrochlorid) führen können.

Brausetabletten müssen vor dem Trinken vollständig in Wasser gelöst sein, um Verletzungen der Speiseröhre mit schwer stillbaren Blutungen zu vermeiden. Diese Arzneiform ist besonders für Patienten mit Schluckproblemen gut geeignet. Zudem tritt die Wirkung von Brausetabletten schneller ein als die der festen Zubereitung, da der Magen das Medikament nicht mehr auflösen muss, sondern die Wirkstoffe schon in gelöster Form bekommt. Man bedenke, dass Tabletten unter Aufwendung sehr großer Kräfte in Tablettiermaschinen gepresst werden und oftmals hart wie Stein sind. Es dauert schon einige Zeit, bis sie sich im Magen gelöst haben (je nach Tablettenart bis zu einer halben Stunde). Diese »Auflösezeit« kann man sich durch den Einsatz von Brausetabletten oder flüssigen Arzneien sparen. Sinnvoll ist dies v. a. bei Schmerzmitteln, die ja schnell zu einer Linderung der Beschwerden führen sollen (Aspirin® Tabletten und Aspirin® plus C Brausetabletten). Der schnellere Wirkungseintritt führt auch dazu, dass eine Überdosierung durch die Mehreinnahme eines Medikaments, da man die Wirkung der ersten Tablette nicht abwarten kann, vermieden wird.

Praxistipp

Tabletten mit magensaftresistenten Überzügen dürfen nicht zerkleinert werden, da der Überzug die Tabletteninhaltstoffe vor der Zerstörung durch die Magensäure schützt und sich die Inhaltstoffe erst im Dünndarm lösen sollen. Wird der Überzug zerstört, können die Tabletten nicht mehr wirken.

Retardtabletten, manchmal Depottabletten genannt (z. B. Voltaren® retard Dragees), haben einen erhöhten Wirkstoffgehalt, den sie über einen längeren Zeitraum freisetzen. Eine Retardtablette hat häufig die Wirkstoffmenge eines ganzen Tages in sich. Sie darf dann nur 1-mal täglich verabreicht werden. Das erspart dem Patienten das mehrmalige Einnehmen eines Medikaments während eines Tages und führt zu gleichmäßiger Wirkstoffkonzentration im Blut.

Beim Einsatz von Zerbeißkapseln (z. B. Nitrolingual® Kapseln), die v. a. während eines Angina-pectoris-Anfalls (plötzlich einsetzendes, sehr schmerzhaftes Herzstechen) eingesetzt werden, ist es wichtig, die Kapsel aufzubeißen oder, falls dies nicht möglich ist, aufzustechen und den Inhalt möglichst lange im Mundraum zu lassen, da die Wirkstoffe über die Mundschleimhaut ins Blut übergehen sollen.

- **Vaginale Gabe**

Als Zubereitungen zum Einführen in die Vagina gibt es Vaginalzäpfchen (Ovula), Vaginaltabletten und -stäbchen (z. B. Canesten Gyn, Vagihex oder Vagi C). Diese Tabletten dürfen nicht geschluckt werden. Von normalen Tabletten unterscheiden sich Vaginaltabletten durch eine mehr torpedoartige Form. Zudem werden diese Tabletten meist mit Applikatoren (Hilfsmittel aus Plastik zum Einführen) geliefert, damit das Medikament tief in der Vagina platziert werden kann. Um Infektionen mit Fäkalkeimen (E. coli) zu vermeiden, ist beim Umgang mit Vaginaltabletten sehr auf Hygiene zu achten.

- **Rektale Gabe**

Für die rektale Gabe stehen Zäpfchen (Suppositorien), Einläufe (Klistiere*) und Rektiolen (Miniklistiere) zur Verfügung.

Suppositorien sind v. a. für Kleinkinder und Senioren eine ideale Arzneiform. Zäpfchen mit Fettgrundlage müssen kühl gelagert werden, um ein Schmelzen zu vermeiden. Klistiere* (z. B. Babylax®) müssen mit zusammengedrückt gehaltener Tube wieder aus dem After (bzw. Rektum) entfernt werden, damit das Arzneimittel nicht wieder eingesaugt wird. Es ist hierbei auf absolute Einhaltung der Hygiene zu achten.

- **Nasentropfen**

Nasentropfen sollten nicht länger als 3 Monate nach Anbruch aufbewahrt werden. Nasensprays oder Nasentropfen mit Pipette müssen mit zusammengedrückter Flasche bzw. Pipette wieder aus der Nase genommen werden, da sonst Sekret mit aufgesaugt wird, welches die Flasche verunreinigen würde. Besteht ein starker Schnupfen, so ist es sinnvoll, vor der Applikation zu schnäuzen. Nach der ersten Gabe muss dann einige Minuten gewartet werden. Danach wird erneut geschnäuzt und nochmals ein Tropfen in jedes Nasenloch gegeben. Vorsicht ist bei Babys und Kleinkindern geboten. Hier muss immer die richtige Konzentration gewählt werden (Säuglinge, Kleinkinder, Schulkinder), da es sonst zu schweren Nebenwirkungen (z. B. Kreislaufschädigungen) kommen kann. Für jeden Patienten sollte ein eigenes Nasenspray verwendet werden. Um die Nasenschleimhaut zu schützen, ist es zweckmäßig, Nasentropfen nicht länger als 7 Tage zu verwenden. Am besten ist es, danach die Tropfen oder das Spray auch gleich zu vernichten oder besser noch Einzeldosierpipetten zu verwenden.

■ **Ohrentropfen**

Ohrentropfen dürfen niemals kalt in den Gehörgang geträufelt werden, da unser Ohr auf Kältereize mit starken Schmerzen reagiert. Am besten ist es, die Ohrentropfen handwarm zu verabreichen. Daneben sollten aus hygienischen Erwägungen Ohrentropfen nicht länger als 6 Monate nach Anbruch aufbewahrt werden.

■ **Augentropfen (ATR)**

Augentropfen müssen immer steril sein, sodass konservierte ATR höchstens 6 Wochen nach Anbruch aufbewahrt werden dürfen. Für unkonservierte ATR beträgt die Frist max. 24 h. Das Einträufeln in das Auge geht am besten mit nach hinten geneigtem Kopf und nach oben gedrehten Pupillen. Dabei genügt es, einen Tropfen in die Nähe des Bindehautsackes zu geben, da das Auge nicht mehr Flüssigkeit aufnehmen kann.

Augensalben oder Augengele werden am besten abends eingebracht (Sichtbehinderung). Dabei gibt man einen 1 cm langen Streifen zwischen Auge und Unterlid. Danach wird die Salbe mit ein paar Wimpernschlägen verteilt. Auch für Augensalben- und -gele gilt die Forderung nach absoluter Sterilität (Aufbrauchfristen ▶ Abschn. 1.6.4).

■ **Applikationssystem in den Bronchialraum**

Bronchialsprays dienen meist der Behandlung von Asthma bronchiale. Wichtig ist, vor Anwendung des Sprays auszuatmen, dann die Mundöffnung des Geräts mit den Lippen zu umschließen und schließlich im Moment des Einatmens auf den Sprühknopf zu drücken. Dann muss man etwa 10 s die Luft anhalten und darf erst danach langsam wieder ausatmen (◘ Abb. 1.6). Auf gründliches Reinigen der Geräte mit Wasser ist zu achten, da sonst Bakterien eingeschleppt werden können, die die Erkrankung noch weiter verschlimmern bzw. neue Erkrankungen auslösen können.

Neue Applikationsformen sind z. B. Pulverinhalationssysteme wie der Turbohaler (Oxis® Turbohaler, Pulmicort® Turbohaler oder Symbicort® Turbohaler) oder das Diskussystem (Serevent® Diskus

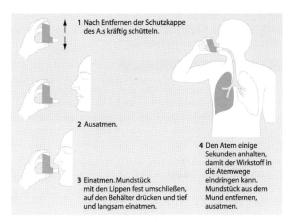

1 Nach Entfernen der Schutzkappe
des A.s kräftig schütteln.

2 Ausatmen.

3 Einatmen. Mundstück
mit den Lippen fest umschließen,
auf den Behälter drücken und tief
und langsam einatmen.

4 Den Atem einige
Sekunden anhalten,
damit der Wirkstoff in
die Atemwege
eindringen kann.
Mundstück aus dem
Mund entfernen,
ausatmen.

◘ **Abb. 1.6** Richtige Benutzung eines Dosieraerosols. (Springer Lexikon Pflege 2002)

oder Viani® Diskus). Sie erhöhen die Bioverfügbarkeit der zu inhalierenden Arzneistoffe. Zu den innovativen Hilfsmitteln zählt auch der Aerolizer (Foradil®). Alle diese speziellen Formen verbessern die Pharmakodynamik der Pharmaka, sodass der Therapieerfolg sicherer erscheint. Allerdings werden an Mediziner und Pflegepersonal große Ansprüche hinsichtlich des Trainings der betroffenen Patienten mit diesen Hilfsmitteln gestellt. Nur wenn der Patient wirklich gut mit seinem Medikament umgehen kann, wird er es fachgerecht einsetzen und nur dann kann man einen Therapieerfolg erzielen.

- **Aufbringen auf die Haut**

Zu diesem Zweck gibt es wieder eine Vielzahl von Arzneiformen: Salben, Cremes, Pasten, Suspensionen, Emulsionen, Lotionen, Gele, Puder, arzneistoffhaltige Pflaster u. a.

Mittel zum Einreiben Am besten wäre es, bei der Applikation von Salben, Cremes, Gelees oder ähnlichem Handschuhe zu tragen, um sich selbst vor der Zubereitung zu schützen. Dies ist aber für den Patienten meist unangenehm. Händewaschen ist deshalb nach Einreibungen unerlässlich. Vor allem Rheumasalben haben aggressive Stoffe in sich, die bei Kontakt mit Schleimhäuten (Auge, Nase und Mund) starkes Brennen herbeiführen.

Praxistipp

Kortisonhaltige Salben sollen nur dünn aufgetragen werden, um die Bildung von Hautstreifen (Striae) oder von Papierhaut zu vermeiden. Herzsalben dürfen in die Brustgegend, in den Rücken, in die Oberschenkel oder in die Oberarme eingerieben werden.

Puder Bei Pudern ist zu beachten, dass nicht alle auf offene Wunden aufgebracht werden dürfen. Besteht die Grundlage nämlich aus nicht wasserlöslichen Feststoffpartikeln, dann kann es zum Einwachsen und Herauseitern dieser Teilchen kommen.

Arzneistoffhaltige Pflaster Immer mehr Medikamente, die über längere Zeiträume hinweg gegeben werden sollen, können auch in Form von Pflastern appliziert werden. Dies hat den Vorteil, dass der Magen-Darm-Bereich nicht mit dem Medikament belastet wird und gleichmäßige Arzneimittelkonzentrationen im Blut des Patienten aufrecht erhalten werden können.

Wirkstoffhaltige Pflaster
- Die Östrogenpflaster (z. B. Estraderm® TTS) werden nur 2-mal in der Woche gewechselt. Sie kleben v. a. an fettfreien, nicht behaarten Hautpartien (Hüfte). Auch Baden und Duschen ist mit ihnen möglich. Bei Neigung zu starkem Schwitzen können sie auch am Oberarm befestigt werden.
- Relativ neu ist auch das TTS Evra® mit Sexualhormonen zur Schwangerschaftsverhütung. Evra® bleibt dabei 7 Tage auf der Haut.
- Herzpflaster (z B. Deponit® Pflaster; dieses Pflaster muss täglich erneuert werden) werden am besten in der Brustgegend aufgeklebt. Dabei sollte die Haut möglichst fettfrei und unbehaart sein.

▼

- Das Nikotinpflaster (z. B. Nicotinell®), welches bei der Raucherentwöhnung eingesetzt wird, gibt es in 3 verschiedenen Pflastergrößen. Je größer das Pflaster, desto mehr Nikotin wird durch die Haut transportiert. Zu Beginn der Therapie verwendet man, abhängig von der Zahl der zuvor täglich gerauchten Zigaretten, größere Pflaster, danach schrittweise die kleineren, um eine langsame Entwöhnung vom Nikotin zu erreichen.

- Ein Pflaster mit einem Wirkstoff gegen Inkontinenz ist Kentera®. Der Wirkstoff ist Oxybutinin und soll die Schließmuskelaktivität regulieren. Das Pflaster muss alle 3–4 Tage gewechselt werden.

- Zur Therapie der Parkinsonkrankheit steht ein Pflaster mit dem Wirkstoff Rotigotin (Neupro® oder Leganto) zur Verfügung. Neu ist auch ein Antidementivum als TTS. Der Wirkstoff Rivastigmin (Exelon TTS) kann somit auch transdermal appliziert werden.

- Pflaster mit Opiaten stellen für Schmerzpatienten eine ideale Therapieform dar. Fentanyl (in Durogesic®) ermöglicht eine bis zu 72 Stunden dauernde Analgesie (Schmerzfreiheit), ebenso das neu entwickelte Buprenorphin-Pflaster (Transtec®). Der Vorteil des Buprenorphin-Pflasters (Wirkdauer bis zu 96 Stunden) liegt darin, dass die Nebenwirkungen auf den Magen-Darm-Trakt (z. B. Übelkeit, Erbrechen oder Verstopfung) weniger ausgeprägt sind. Gleichzeitig ist mit Temgesic sublingual® -Tabletten eine orale, schnell wirkende Form von Buprenorphin vorhanden. Dies ist v. a. zur Behandlung von auftretenden Schmerzspitzen wichtig.

- Mittlerweile gibt es auch Buprenorphin-haltige TTS, die 7 Tage auf der Haut bleiben dürfen (z. B. Norspan). Im Gegenzug darf das Capsicain-haltige Pflaster Qutenza® nur ca. 30 min auf der Haut bleiben, um 90 Tage neuropatische Schmerzen zu lindern.

- Ebenfalls neu erhältlich ist ein Wirkstoffpflaster mit Diclofenac (Voltaren Wirkstoffpflaster®), dass v. a. zur lokalen Schmerzbehandlung bei Fußgelenksverstauchungen und »Tennisarm« eingesetzt wird.

Praxistipp

Wichtig ist es aber, sich Hautstellen auszusuchen, die nicht behaart sind und die nicht zu übermäßiger Schweißabsonderung neigen. Sollten Haare entfernt werden müssen, so geschieht dies mit Hilfe einer Schere, da die Rasur eine vermehrte Hautdurchblutung und damit eine gesteigerte Resorption des Arzneistoffes zur Folge hätte.

Auch darf die Haut vor der Applikation wegen der vermehrten Durchblutung nicht mit Alkohol eingerieben werden. Die modernen transdermalen Systeme sind als Matrixpflaster aufgebaut. Dieser Aufbau erlaubt es auch, die Pflaster zu zerschneiden, um so die entsprechende Wirkstärke zu erhalten. Die abgegebene Wirkstoffmenge ist direkt abhängig von der Fläche des aufgeklebten Pflasters. Je größer das Pflaster, desto mehr Wirkstoff wird in der Zeiteinheit in den Körper abgegeben. Allerdings sollten nur in ganz wichtigen Fällen die Pflaster zerschnitten werden.

- **Parenterale Gabe**

Die parenterale* Applikation ist immer dann anzuwenden, wenn der Wirkstoff anders nicht vom Körper aufgenommen werden kann (z. B. Insulin). Im Notfall ist die intravenöse Gabe von Arzneimitteln am einfachsten (ohnmächtige und bewusstlose Menschen können keine Tabletten mehr schlucken). Daneben ist nach einer i.v.-Injektion der Arzneistoff innerhalb von 1–2 min überall im Körper verteilt, also wesentlich schneller als nach einer oralen Applikation.

Allgemein ist bei den Injektionsarten (Infusionsarten) auf eine Desinfektion der entsprechenden Hautstellen zu achten. Es dürfen nur sterile Kanülen und Spritzen verwendet werden (■ Abb. 1.7).

Viele Injektionslösungen müssen kühl (Kühlschrank, aber kein Einfrieren) gelagert werden. Sofern sie konserviert sind, dürfen sie nach Anbruch noch einige Zeit verwendet werden. Insuline z. B. bis zu 4 Wochen, niedermolekulare Heparine aus der Multidose-Einheit meist zwischen 2 und 4 Wochen. Unkonservierte Zubereitungen sind i. d. R. nach 12 h zu verwerfen. Am besten wäre es allerdings, nicht konservierte Infusionslösungen nur unmittelbar vor dem Ge-

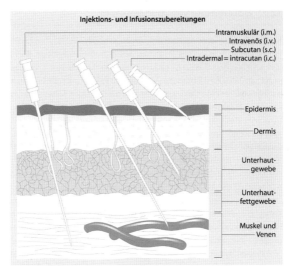

Abb. 1.7 Wichtigste Injektionsarten. (Mod. nach Turco u. King 1974)

brauch herzustellen und Restmengen sofort zu verwerfen. Bei der Verabreichung kühl gelagerter Injektionslösungen muss darauf geachtet werden, dass die Mittel nicht kalt injiziert werden. Je größer die zu applizierende Menge, desto wichtiger ist das, denn das Gewebe kann auf den intensiven Kältereiz sehr schmerzhaft reagieren.

Die wichtigsten Infektionsarten

— Intravenös: Der Arzneistoff wird gelöst direkt in die Venen gespritzt (i. v.).

— Intraarteriell: Der Arzneistoff wird in die Arterien gespritzt (selten) (i. A.).

— Subkutan: Der Arzneistoff wird unter die Haut gespritzt (s. c.), z. B. Insulin.

— Intramuskulär: Der Arzneistoff wird in den Muskel gespritzt (i. m.), z. B. Tetanusimpfung.

1.6.2 Zubereitung von Arzneimitteln

Einige Medikamente müssen unmittelbar vor der Verwendung vom Pflegepersonal bzw. vom Patienten selbst in die endgültige Form gebracht werden. Meistens bedarf es nur des Lösens von Trockenpulver in Wasser, da manche Arzneistoffe gelöst nur sehr begrenzt haltbar sind, aber in flüssiger Form appliziert werden sollen. Hierzu zählen v. a. Antibiotikasäfte (z. B. Grüncef®, Monomycin®, Paediathrocin®, Augmentan®). Um ihre Inhaltsstoffe in Lösung zu bringen, verwendet man am besten frisch abgekochtes Wasser. Das Wasser soll dabei 5 min siedend kochen. Nach dem Abkühlen auf Raumtemperatur ist die im Beipackzettel beschriebene Menge Wasser zuzufügen. Wichtig ist, das Herstellungsdatum auf der Flasche zu notieren, da die Aufbrauchfrist wesentlich kürzer ist als die Haltbarkeit der ungeöffneten Packung. Viele Antibiotika (v. a. die Tetrazykline, z. B. Doxycyclin) dürfen nicht mit Milch/Kakaogetränken eingenommen werden, da sonst der Inhaltsstoff vom Körper nicht mehr aufgenommen werden kann (▶ Abschn. 1.5.2).

Neben den Antibiotikasäften zählen auch manche Augentropfen zu den selbst zu mischenden Medikamenten. Da Augentropfen aber stets steril, d. h. keimfrei, zu halten sind, werden bei diesen Zubereitungen Trockenpulver und Lösungsmittel in 2 getrennten Gefäßen mitgeliefert. Wichtig ist, sich vor der Herstellung über die Handhabung von Trockensubstanz und Lösungsmittel im Beipackzettel zu informieren. Es ist aber auch möglich, sich diese Tropfen in der Apotheke mischen zu lassen, um Fehler zu vermeiden. Dieses Angebot wird v. a. von Senioren gerne in Anspruch genommen. Allerdings muss auch hier die Aufbrauchfrist beachtet werden, die meist kürzer ist als das Verfalldatum des Trockenpulvers. Dabei gilt auch wieder die Regel, dass Augentropfen nur 4–6 Wochen nach Anbruch verwendet werden dürfen. Ein Beispiel für solche Augentropfen zum Anmischen war z. B. Ecolicin®.

1.6.3 Lagerung

Die Lagerung von Arzneimitteln umfasst sowohl die rechtlichen als auch die fachlichen Aspekte, die sich aus dem Umgang mit Arzneimitteln ergeben. Die rechtliche Seite ist im Arzneimittel- bzw. im Betäubungsmittelgesetz festgelegt. Hierzu zählt, dass Arzneimittel für Unbefugte unzugänglich aufbewahrt werden müssen. Betäubungsmittel sind sogar in einem verschlossenen Schrank zu lagern. Die Zu- und Abgänge von Betäubungsmitteln werden in speziellen Karteikarten genau festgehalten, der Stationsarzt bzw. die pflegerische Stationsleitung kontrollieren einmal im Monat die Bestände, die Krankenhausapotheke überprüft die Karteien und Bestände in der Regel alle 6 Monate.

Was die sachgemäße Lagerung betrifft, ist zu beachten, dass Arzneimittel je nach Zubereitungsart (fest, flüssig oder gasförmig) entsprechend gelagert werden müssen. So kann man die Trockenpulver für Antibiotikasäfte bei Raumtemperatur (15–25°C) lagern, die fertigen Säfte müssen dagegen häufig im Kühlschrank (4–8°C) aufbewahrt werden. Die einfachste Möglichkeit, Informationen über die Lagerung von Medikamenten zu erhalten, ist das Nachlesen im Beipackzettel. Hier kann man alle notwendigen Angaben über die Aufbewahrung von Arzneimitteln erfahren.

1.6.4 Aufbrauchfristen

Die Haltbarkeit von Fertigarzneimitteln ist als offenes Verfalldatum auf der Packung angegeben. Dieses Datum bezieht sich genau genommen nur auf die ungeöffneten Packungen. Nach Anbruch sind die Arzneimittel je nach Arzneiform unterschiedlich lange verwendungsfähig. Da industriell gefertigte Präparate unter keimarmen Bedingungen hergestellt und meist mit Konservierungsmitteln versetzt sind, haben sie eine bessere Haltbarkeit als Rezeptur- oder Defektur*-Arzneimittel. Bei diesen in der Apotheke angefertigten Arzneien gilt: Ist die Packung erst einmal geöffnet, so muss das Arzneimittel meist schnell aufgebraucht werden, da es durch den Zutritt von Mikroorganismen relativ schnell zu Zersetzungen kommt. Dies gilt v. a. für halbfeste und flüssige Arzneiformen (z. B. Salben, Cremes oder Augentropfen). Wasserhaltige Arzneiformen sind weniger stabil als wasserfreie, da die Mikroorganismen zum Leben und zur Vermehrung Wasser benötigen.

Folgende Übersicht gibt Auskunft über die Haltbarkeit von verschiedenen Arzneiformen, wenn sie einmal geöffnet sind (Aufbrauchfrist). Es ist aber immer darauf zu achten, ob der Hersteller im Einzelfall eine kürzere Aufbrauchfrist vorschreibt.

Haltbarkeit von Arzneiformen (Richtwerte)

- Wasserhaltige Augensalben sind 1 Monat haltbar, wasserfreie dagegen können bis zu 6 Monaten verwendet werden.
- Wässrige Augentropfen, die konserviert sind, dürfen 6 Wochen, unkonservierte dagegen nur 24 h verwendet werden. Ebenso ist es mit Augenwässern.
- Cremes, konserviert: in Kruken 3 Monate, in Tuben 1 Jahr.
- Salben wasserhaltig, konserviert: in Kruken 3 Monate, in Tuben 1 Jahr; wasserhaltig, unkonserviert: nur in Tuben 3 Monate; wasserfrei, unkonserviert: in Kruken 3 Monate, in Tuben 6 Monate.
- Für Hydrogele in Tuben und Topfbehältern gilt dasselbe wie für Cremes und wasserhaltige Salben.
- Inhalationslösungen, die konserviert sind, haben 1 Monat, wässrige unkonservierte nur 24 h Aufbrauchfrist. Wasserfreie Inhalationslösungen können dagegen 1 Jahr verwendet werden.
- Konservierte Nasensprays und Nasentropfen dürfen 3 Monate verwendet werden, unkonservierte dagegen nur 24 h.
- Konservierte Ohrentropfen können 6 Monate, sterile (aber unkonservierte) Ohrentropfen nur 1 Monat verwendet werden.
- Tabletten und Kapseln haben eine Aufbrauchfrist von 3 Jahren, wenn sie trocken aufbewahrt werden.

Diese Angaben sind als Richtgrößen zu verstehen. Genaue, spezifische Angaben sind aus der Packungsbeilage zu entnehmen.

1.6.5 Abgabe

Bei der Abgabe von Arzneimitteln ist auf die richtige Tageszeit, die richtige Menge und die exakte Stärke zu achten. Wichtig sind v. a.

die Begriffe »forte« und »mite«. »Forte« bedeutet, dass das Arzneimittel in einer hohen Konzentration vorliegt, »mite«, dass es in einer schwächeren Konzentration (also Wirkstärke) vorliegt. Sehr gut ist es, wenn man bei der Abgabe von Medikamenten in Kliniken, Heimen oder Reha-Einrichtungen die 5-R-Regel beachtet:

Die 5-R-Regel
- Richtiger Patient
- Richtiges Medikament
- Richtige Stärke des Medikaments
- Richtige Applikationsform des Medikaments
- Richtige Tageszeit der Applikation

1.6.6 Packungsbeilage

Fertigarzneimittel müssen eine Packungsbeilage (Beipackzettel = Gebrauchsinformation) enthalten (Arzneimittelgesetz § 11). Folgende Informationen sind darin entsprechend dem Arzneimittelgesetz im Wesentlichen vorgeschrieben:

Notwendige Informationen auf dem Beipackzettel
- Bezeichnung des Arzneimittels
- Inhaltsstoffe
- Anwendungsgebiete
- Informationen, die vor der Einnahme bekannt sein müssen, z. B.:
  - Gegenanzeigen
  - Vorsichtsmaßnahmen für die Anwendung
  - Wechselwirkungen mit anderen Arzneistoffen
  - Warnhinweise
- Informationen für eine richtige Anwendung des Arzneimittels:
  - Dosierung
  - Art der Anwendung
  - Häufigkeit der Anwendung

▼

- Dauer der Behandlung
- Hinweise für Maßnahmen bei Überdosierung oder verges-
  sener Einnahme
- Empfehlung, bei Unklarheiten Arzt oder Apotheker zu
  fragen
- Nebenwirkungen
- Lagerung und Haltbarkeit
- Name und Anschrift des pharmazeutischen Unternehmers
- Datum der letzten Überarbeitung der Packungsbeilage

In den neueren Medikamenten werden die Nebenwirkungen auch nach deren Häufigkeit eingeteilt (◻ Tab. 1.1). Der Patient kann damit die Wahrscheinlichkeit, dass bei ihm eine dieser Nebenwirkungen auftritt, besser einschätzen.

Die Packungsbeilage ist somit ein gutes Hilfsmittel, um Fragen über den Einsatz von Medikamenten schnell und einfach abzuklären. Da in Packungsbeilagen oft viele Fremdwörter verwendet werden, sind diese für den sachunkundigen Leser allerdings häufig unverständlich. Solche Unklarheiten oder Missverständnisse können ausgeräumt werden, indem man Arzt oder Apotheker zur Bedeutung entsprechender Begriffe befragt. Keinesfalls sollte der Beipackzettel vor Aufbrauch des Medikaments weggeworfen werden. Bekommen Patienten ein und dasselbe Medikament über einen längeren Zeitraum hinweg verordnet, sollten sie nicht den alten, sondern jeweils den neuesten Beipackzettel aufheben und sich über Neben- und Wechselwirkungen immer wieder aufs Neue informieren. Auch können sich neue Erkenntnisse über Wirkung, Neben- und Wechselwirkungen des Arzneimittels ergeben haben. Deshalb sollte immer der Beipackzettel der momentan verwendeten Packung aufbewahrt werden.

Tab. 1.1 Einteilung der Häufigkeit der Nebenwirkungen	
Häufigkeit	**Wahrscheinlichkeit**
Sehr häufig	Mehr als 10%
Häufig	Zwischen 1% und 10%
Gelegentlich	Zwischen 0,1% und 1%
Selten	Zwischen 0,1% und 0,01%
Sehr selten	Weniger als 0,01%

1.7   Compliance*

1.7.1   Was versteht man unter Compliance?

Die Complianceanalyse befasst sich mit dem Problem, dass sich Patienten nicht an die Anweisungen von Arzt und Apotheker halten. So wird z. B. die Tabletteneinnahme nach Lust und Laune, d. h. einmal 2 Stück kurz nacheinander bzw. heute einmal 2 Stück, am anderen Tag mal wieder keine, erfolgen (drug holiday). Damit kann die minimale effektive Konzentration (MEC) nicht aufrecht erhalten werden, bzw. es können toxische Konzentrationen auftreten, sodass verstärkt mit Nebenwirkungen gerechnet werden muss. Vor allem bei der Antibiotikatherapie ist es wichtig, ständig mindestens die MEC zu halten, da sonst die Erreger nicht abgetötet werden und sogar das Entstehen von resistenten Keimen gefördert wird (Hospitalismus, nosokomiale Infektionen). Ebenfalls makaber sind die Konsequenzen bei der nicht fachgerechten Einnahme von empfängnisverhütenden Mitteln (Kontrazeptiva). Eine Studie in den USA ergab, dass 89% der Frauen die Pille falsch einnehmen. So wurden z. B. die Tabletten nicht regelmäßig, nicht zur gleichen Tageszeit oder nicht in der richtigen Reihenfolge (Mehrphasenpille) genommen. 2% der Frauen liehen sich sogar die Pille von Nachbarinnen aus. Besonders negative Folgen hat die falsche Compliance in der Hochdruck- und Diabetes-mellitus-(Zucker-)Therapie. Schwankende Blutdruckwerte haben zur Folge, dass der Arzt evtl. ein stärkeres Medikament verordnet, welches dann den Blutdruck zu stark senken bzw. hypotone Reaktionen verursachen kann. Bei den durch mangelnde Compliance ausgelösten Schwankungen des Blutzuckerspiegels nimmt der Patient gefährliche Unterzuckerung oder als Späterkrankung Gefäß- und Augenschäden (durch Überzuckerung) in Kauf.

1.7.2 Warum zeigen die Patienten nicht die geforderte Compliance?

In der Antibiotikatherapie ist z. B. oft schon nach wenigen Tagen ein Behandlungserfolg spürbar, sodass die Patienten glauben, die Medikamente absetzen zu können. Dennoch liegen nach den ersten Besserungsanzeichen die Erreger noch in großer Zahl im Körper vor. Wird jetzt die MEC* unterschritten, so kann es leicht zu Rezidiven (Rückfällen) kommen. Ein weiterer Grund ist einfach das Vergessen des Einnahmezeitpunktes.

Die Packungsbeilage, die meist für den Allgemeinpatienten zu schwer verständlich abgefasst ist, enthält viele Angaben über mögliche Neben- und Wechselwirkungen, welche zwar rechtlich nötig sind, aber den Patienten verunsichern. Die Folge ist, dass die Medikamente aus Angst vor schädlichen Wirkungen nicht mehr eingenommen werden.

1.8 Was versteht man unter einem Gift?

Ein Gift ist ein Stoff, der schädliche Wirkungen auf den Organismus auslösen kann. Das bedeutet aber, dass z. B. auch Aspirin® ein Gift ist. Auch Wasser wäre dann ein Gift, da man darin den Tod finden kann.

> **Als Definition von Gift gilt: Die Konzentration eines Stoffes und seine Einwirkdauer auf den Organismus machen seine Giftigkeit aus.**

Dies wird deutlich, wenn man die Wirkungen von unterschiedlichen Mengen von Alkohol auf den menschlichen Organismus vergleicht (□ Tab. 1.2).

Aflatoxine, die Toxine* des Schimmelpilzes Aspergillus flavus, sind bereits ab einer Konzentration von 0,1 mg krebserzeugend

◻ **Tab. 1.2** Wirkung verschiedener Alkoholkonzentrationen auf den menschlichen Körper

Alkoholmenge [%]	Auswirkung
0,1–0,5	Reflexsteigerung
0,5–1,0	Grenze der Fahrtüchtigkeit
1,0–1,5	Euphorie, Enthemmung
2,0–2,5	Gleichgewichtsstörungen
2,5–3,5	Lähmungen, kein Erinnerungsvermögen
3,5–4,0	Evtl. tödliches Koma

(kanzerogen). Sie erzeugen Lebertumore. Diese Toxine finden sich in Lebensmitteln, v. a. auf Erdnüssen.

Botulinustoxin, das Toxin von Clostridium botulinum (ein Bakterium) ist bereits ab einer Menge von 0,01 mg tödlich. Es hemmt die Freisetzung von Acetylcholin aus den Vesikeln. Die Symptome der Intoxikation (Vergiftung) sind denen der Atropinvergiftung (durch die Tollkirsche, Atropa belladonna) ähnlich.

Arsen wurde früher in kleinen Dosen als Stärkungsmittel (Roborans) bzw. Schönheitsmittel für das Fell der Pferde verwendet. In größeren Mengen ist es tödlich.

Barbiturate (Schlafmittel, z. B. Luminal®) wirken in Dosen bis zu 0,3 g hypnotisch. Selbstmorde (Suizide) wurden mit 5 g oder mehr dieser Substanz erfolgreich durchgeführt. Der Tod tritt hier durch Kreislaufinsuffizienz* und Atemlähmung ein. Als Schlafmittel sind sie aber nicht mehr zugelassen.

1.9 Placebos

■ **Was sind Placebos?**

Ein Placebo ist eine Arzneiform, d. h. ein Medikament, ohne Wirkstoffe. Dabei ist es egal, ob es sich um Tabletten, Tropfen, Salben oder Ampullen handelt. Eine Placebotablette ist dabei z. B. nur aus Milchzucker gepresst. Placebotropfen oder -ampullen enthalten nur Wasser oder andere Lösungsmittel ohne Arzneistoffe. Es ist möglich, ein Placebo vom optischen Eindruck genauso herzustellen wie ein »echtes« Medikament. Auch Bitterstoffe können enthalten sein, um durch den Geschmack eine Wirksamkeit glaubhaft zu machen. Dies bedeutet, dass Placebos weder optisch noch senorisch vom eigentlichen Medikament für den Patienten zu unterscheiden sind.

▪ Placebos im täglichen Gebrauch

Viele Menschen haben das Gefühl krank zu sein, obwohl keine organischen Störungen feststellbar sind. Ein weiteres großes Problem stellt auch der Gebrauch von Schlafmitteln dar. Die betroffenen Patienten meinen, ohne Medikamente nie einschlafen zu können. Daneben werden Beruhigungsmittel oft übertrieben häufig eingesetzt. Das Pflegepersonal ist meist im Zwiespalt zwischen dem Wunsch des Patienten nach dem Arzneimittel und der medizinischen Vertretbarkeit der Abgabe. Hält der behandelnde Arzt es auch für vertretbar, u. U. ein Placebo zu geben, so kann das Pflegepersonal dem Wunsch nach dem Arzneimittel nachkommen und ein Placebo verabreichen. Der Patient hat dabei das Gefühl, wirklich ein Medikament bekommen zu haben, und ist keinen unnötigen Belastungen durch das verlangte »echte« Arzneimittel ausgesetzt. Eine interessante Beobachtung ist, dass die meisten so behandelten Patienten tatsächlich die Wirkungen des eigentlichen Medikaments verspüren, d. h., sie können besser schlafen, haben weniger Schmerzen oder sind einfach gelöster und ruhiger. Trotzdem darf das Pflegepersonal nie ohne Rücksprache mit dem Arzt eigenmächtig ein Arzneimittel gegen ein Placebo austauschen. Bei Nichtabgabe des entsprechenden Medikaments können sich schwere gesundheitliche Schäden für den Patienten ergeben.

▪ Placebos zum Applikationstraining für Patienten

Viele Patienten sind mit den modernen Applikationsformen der Medikamente überfordert. Gerade bei den Atemwegstherapeutika sind eine Vielzahl von Hilfsmitteln vorhanden. Man denke z. B. an Turbohaler, Diskus, Aerolizer, Autohaler, Novlizer, HandiHaler und andere Formen. Nur ein Patient, der mit diesen Hilfsmitteln gut umgehen kann, wird davon auch profitieren. Deshalb muss der Patient die Einnahme üben. Es verbietet sich aber, das echte Medikament zu Trainingszwecken mehrmals kurz hintereinander anzuwenden. Verstärkte Nebenwirkungen und Überdosierung wären die Folge. Placeboformen des Medikaments stellen hierfür eine ungefährliche und sichere Trainingsmöglichkeit dar.

- **Placebos in der Arzneimittelforschung**

Wissenschaftlich werden Placebos bei der Prüfung neuer Arzneistoffe eingesetzt. Man will dabei den Nutzen eines neuen Medikaments testen. Die Teilnehmer solcher Untersuchungen (Probanden) bekommen einmal das echte Arzneimittel, nach einiger Zeit dann das Placebo, oder eine Gruppe der Probanden erhält das echte Medikament, die andere Gruppe Placebo. Während und nach der Studie werden die Probanden nach Wirkungen und Nebenwirkungen der Medikamente gefragt. Auch der behandelnde Arzt weiß nicht, ob er nun einen Arzneistoff oder ein Placebo gibt (daher die Bezeichnung Doppelblindversuch). Nur der Studienleiter kennt die Entschlüsselung von Placebo und Medikament. Am Ende der Studie kann dann das neue Arzneimittel mit dem Placebo verglichen werden. Ein interessanter Aspekt dabei ist, dass die Probanden, die Placebos bekommen haben, oft die gleichen Wirkungen und Nebenwirkungen verspürten wie die Probanden mit dem »echten« Arzneimittel. Dies zeigt, dass auch unsere Psyche an der heilenden Wirkung von Medikamenten beteiligt sein kann.

Auf das Nervensystem wirkende Stoffe

H. Plötz, *Pflege mini Arzneimittel*,
DOI 10.1007/978-3-642-41559-3_2,
© Springer-Verlag Berlin Heidelberg 2014

2.1 Das Nervensystem

Unser Körper hat 2 Regulationssysteme:
- das Nervensystem (NS) für die schnelle Regulation und
- das endokrine System (Hormone; ▶ Kap. 9) für länger andauernde Steuerungseffekte.

Funktionen des Nervensystems

Das Nervensystem hat folgende Aufgaben zu erfüllen:
- Aufnahme von Reizen aus der Umwelt
- Umwandlung der Reize in nervöse Erregungen
- Weiterleitung und Verarbeitung der Erregungen
- Koordination und Steuerung der Körperfunktionen
- Durchführung von geistigen und psychischen Vorgängen

- **Gliederung des Nervensystems**

Es gibt 2 Gliederungssysteme: die anatomische und die funktionelle Gliederung (◻ Tab. 2.1).

2.2 Schmerzstillende Mittel (Analgetika)

In therapeutischen Dosen erfolgt eine Hemmung der Schmerzempfindungen, ohne dass dabei narkotische Wirkungen ausgelöst werden.

2.2.1 Der Schmerz

- **Schmerzursachen**

Schmerz kann ein physiologisches* Warnsignal (z. B. Zahnschmerz) sein. Bei vorschnellem Einsatz von Analgetika werden diese Symptome verschleiert.

Schmerz kann infolge von thermischen, chemischen (z. B. Histamin, Prostaglandine, K^+, H^+) oder mechanischen Reizen entstehen.

◘ Tab. 2.1 Anatomische und funktionelle Gliederung	
Anatomische Gliederung: Das zerebrospinale NS regelt die Beziehung zur Umwelt, vermittelt Empfindungen und Bewegungen und ist willentlich beeinflussbar.	
Zentrales Nervensystem (ZNS)	**Peripheres Nervensystem (PNS)**
Gehirn und Rückenmark	- Nervenbahnen vom ZNS zur Peripherie (efferente* und motorische Bahnen) - Nervenbahnen von der Peripherie zum ZNS (afferente* und sensible Bahnen)
Funktionelle Gliederung	
Autonomes, vegetatives Nervensystem	**Somatisches, willkürliches Nervensystem**
- arbeitet unabhängig von der Beeinflussung unseres Willens - sympathisches System (= Sympathikus) - parasympathisches System (= Parasympathikus) - steuert die lebenserhaltenden Organtätigkeiten wie Atmung, Kreislauf, Verdauung und Stoffwechsel - intramurales System (= System vegetativer Nervenfasern und Ganglien in der Wand der Hohlorgane – weisen in ihrer Funktion eine gewisse Selbstständigkeit auf)	Willkürliche NS, um z. B. die Skelettmuskeln zu bewegen

Aufgrund des Entstehungsortes lässt sich der Schmerz in somatischen* und viszeralen* Schmerz einteilen.

Somatischer Schmerz
geht von Haut, Muskeln, Gelenken, Knochen oder Bindegewebe aus.

Viszeraler Schmerz geht von den Organen aus; Grund: Mangeldurchblutungen, Spasmen (Krämpfe) der glatten Muskulatur, Entzündungen, Tiefenschmerz (stumpf).

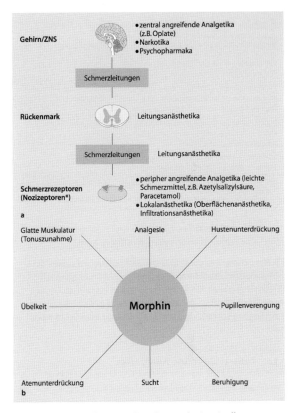

◘ Abb. 2.1 a–b **a** Angriffsorte von schmerzhemmenden Arzneistoffen zur Schmerzbeeinflussung, **b** Pharmakologische Wirkung von Morphin

◘ **Tab. 2.2** Möglichkeiten der medikamentösen Schmerzbeeinflussung

Medikamentöse Schmerzbeeinflussung	Arzneimittel
Verhinderung der Sensibilisierung der Schmerz-rezeptoren durch periphere Analgetika	z. B. Aspirin®, Ben-u-ron®)
Verhinderung der Erregungsbildung in den Schmerzrezeptoren (Umwandlung) durch Oberflächen- und Infiltrationsanästhetika	z. B. Tetracain, Lidocain, Benzocain
Hemmung der Erregungsleitung in den sensiblen (afferenten) Nervenbahnen durch Leitungsanästhetika	z. B. durch Lidocain
Schmerzhemmung im ZNS mit zentralwirksamen Analgetika (Opiate) oder Narkotika	(▶ Abschn. 2.3)
Beeinflussung des Schmerzerlebnisses durch Psychopharmaka	z. B. Benzodiazepine

◘ Abb. 2.1 und ◘ Tab. 2.2 zeigen, wo im Körper durch welche Mittel eine Schmerzbeeinflussung stattfinden kann.

> **Der Schmerz hat bei chronischen Krankheiten seinen Sinn verloren, d. h., die Schmerzbekämpfung ist unumgänglich (Krebsschmerzen). Kinder, die Schmerzen verspüren, können ihren Schmerz oft weder artikulieren noch genau lokalisieren. Ein Säugling schreit, wenn er Hunger, Durst oder Schmerzen hat.**

2.2.2 Zentral wirkende Analgetika

Die zentral wirksamen Analgetika erzielen ihre Wirkung dadurch, dass sie sich an den Opiatrezeptoren anlagern. Zugunsten der Übersichtlichkeit werden sie einheitlich als Opiate bezeichnet. Opioide sind nicht im Opium enthalten und haben nicht zwangsläufig eine Morphin-Struktur, wie z. B. Buprenorphin, Tilidin, Methadon oder Loperamid, binden aber an die Morphinrezeptoren. Sie werden hier unter der Wirkstoffgruppe der Opiate zusammengefasst.

Die zentral wirksamen Analgetika haben ihren Wirkort im Gehirn und im Rückenmark. In kleineren Dosen wirken sie äußerst analgetisch, in hohen Dosen kommt es aber zu narkotischen Effekten und durch die Lähmung des Atemzentrums zum Tod (z. B. nach goldenem Schuss mit Heroin).

Die zentralen Analgetika leiten sich in der Regel vom Morphin ab, welches der Apotheker Sertürner 1804 aus dem Opium gewinnen konnte.

Allgemeine Anwendungsregeln

- Der Einsatz der zentral wirksamen Analgetika sollte auf sehr starke Schmerzen wie z. B. Tumorschmerzen beschränkt bleiben.
- Normalerweise sollten Morphin und seine Derivate* nicht länger als 14 Tage eingenommen werden (in diesem Zeitraum ist die Gefahr des Abhängigwerdens noch gering). Bei unheilbar Kranken steht die Schmerzlinderung an erster Stelle, sodass hier auch über einen längeren Zeitraum hinweg starke Analgetika eingenommen werden dürfen.
- Bei Patienten mit Problemen im Bereich der Atmung muss die Atemdepression der zentralen Analgetika beachtet und auf Derivate* mit möglichst geringer Atmungsdämpfung ausgewichen werden.

Bei den u. U. auftretenden Miktionsbeschwerden kommt erschwerend hinzu, dass die dabei entstehenden Schmerzen wegen der analgetischen Wirkung nicht wahrgenommen werden können. Das Pflegepersonal muss deshalb betroffene Personen gut beobachten. Helfen kann die Gabe von Atropin, welches den Tonus der glatten Muskulatur in diesem Bereich senkt (Tab. 2.3).

- **Wirkungen**

Die Mehrheit der zentralen Analgetika zeigt die im Folgenden genauer erläuterten Wirkungen.

Psychopharmakologische Wirkung Sie wird ausgelöst durch die Dämpfung des ZNS. Dadurch kommt es zu Schmerzlosigkeit (Analgesie), Unterdrückung des Hustenreizes (z. B. durch Kodein), Beruhigung (Sedierung), Euphorie, aber in manchen Fällen auch zu Unruhe und Angst.

▢ **Tab. 2.3** Übersicht über häufig verwendete Opiate

Wirkstoff	Handelsname (Beispiel)	Wirkdauer	Wirkstärke (Basis: Morphin = 1)
Alfentanyl	Rapifen®	1 h	0,2
Buprenorphin	Temgesic® sublingual Tbl.	8 h	20
	Transtec® TTS Pflaster	72 h	20
Fentanyl	Fentanyl (Amp)	0,5 h	100
	Durogesic® TTS (Pflaster)	72 h	100
Hydromorphon	Palladon® (Tabletten)	12 h	10
Morphin	MST (Tabletten)	12 h	1
	MSI (Amp)	3–4 h	1
Oxycodon	Oxygesic® (Tabletten)	12 h	1
Pentazocin	Fortral® (Amp)	3–4 h	0,5
Pethidin	Dolantin® (Amp)	3–6 h	0,2
Piritramid	Dipidolor® (Amp)	6–8 h	1
Remifentanyl	Ultiva® (Amp)	Wenige Minuten	100
Tapentadol	Palexia® (Retardtabletten)	12 h	0,3–0,5

Atmungsunterdrückung Diese entsteht durch Dämpfung des Atemzentrums im »verlängerten Rückenmark«, der Medulla oblongata*. Bei zu hoher Dosierung besteht deshalb Erstickungsgefahr. Da Morphin die Plazentaschranke überwinden kann, würde es beim Fetus zum Tod durch Ersticken nach der Geburt führen; es darf also in der Regel nicht zur Bekämpfung der Wehenschmerzen verwendet werden.

Übelkeit und Erbrechen Diese Wirkung beruht auf der Umlagerung zu Apomorphin, welches brechreizerregende (emetische) Eigenschaften besitzt und in der Medizin als Emetikum* verwendet wird. Später kann es aber nach Opiatgabe durch Dämpfung des Brechzentrums zum gegenteiligen Effekt kommen.

Pupillenverengung (Miosis) Die Miosis kommt durch Parasympathikus-Aktivierung zustande. Sie kann auch als Indiz einer Morphinvergiftung angeführt werden.

Erhöhte Spannung der glatten Muskulatur Der Tonus der glatten Muskulatur in Magen, Darm, Blase, Galle und Pankreasgang wird erhöht. Dadurch wird die Magenentleerung verzögert, es kommt zu einer durch Anspannung ausgelösten Verstopfung (spastische Obstipation) und zu Schwierigkeiten der Blasenentleerung (Miktionsproblemen). Wegen dieser Eigenschaften kann Morphin auch bei Diarrhö (Durchfall) verwendet werden. Das Medikament Loperamid (z. B. Imodium®) zur Behandlung bestimmter Diarrhöen ist ein Morphinderivat.

Sucht und Toleranz Aufgrund der Beeinflussung des ZNS und der damit verbundenen Euphorie kommt es oft schnell zu körperlicher und/oder seelischer Abhängigkeit. In manchen Fällen kann Clonidin (Paracefan®) die physische Entzugssymptome mildern.

Kombination Opiat und Opiatantagonisten

Eine besondere Kombination ist die Verwendung von Opiaten und Opiatantagonisten in einer Tablette. Hierzu zählen Tilidin und Naloxon (Valoron®) sowie Oxycodon und Naloxon (Targin®). Die Opiate werden auch oral resorbiert. Der Morphinantagonist Naloxon besitzt bei normaler oraler Gabe wegen hohem First-pass-Effekt* keine Bioverfügung. Naloxon wirkt erst, falls es parenteral z. B. durch Injektion in den Körper kommt oder in absolut überhöhter Dosierung gegeben wird. Dadurch ist die missbräuchliche Verwendung ausgeschlossen. Werden die Kombinationen oral genommen, wirken die Opiate wie gewünscht. Sollten sie in missbräuchlicher Absicht nicht oral verwendet werden, kommt auch der Morphinantagonist Naloxon zum Wirken und löscht die Wirkung der Opiate aus, sodass überhaupt kein Effekt feststellbar und der Missbrauch sinnlos ist. Aus diesen Gründen unterliegt die fixe Kombination aus Tilidin und Naloxon auch nicht der Betäubungsmittelverschreibungsverordnung. Valoron ist deshalb »nur« verschreibungspflichtig. Das neue Präparat Targin® bleibt dagegen in der BtM-Verschreibungsverordnung.

Tapentadol: Der neu entwickelte Wirkstoff Tapentadol wirkt nicht nur an Opioid-Rezeptoren, sondern fungiert auch als Noradrenalin-Wiederaufnahme-Hemmstoff, sodass vor allem chronische neuropathische Schmerzzustände gut behandelt werden können.

Tilidin/Naloxon: Aufgrund von Missbrauchsverdachtsfällen sollten die Tropfenformen von Tilidin/Naloxon (z. B. Valoron Tropfen) seit Mitte 2012 der BtM-Verschreibungspflicht unterstellt werden.

◘ Tab. 2.4 Übersicht peripher wirksame Analgetika

Wirkstoff	Handelspräparat (Beispiel)	Besonderheit
Azetylsalizylsäure	Asprin®	1-mal tgl. 100 mg zur Blutverdünnung
Paracetamol	Ben-u-ron®; Perfalgan®	Max. Tagesdosis: 4 g für Erwachsene
Metamizol	Novalgin®	Auch spasmolytisch wirksam, verschreibungspflichtig
Phenazon	Eumed®	Auch gegen Migräne im Einsatz
Flupirtin	Katadolon®	Zentral muskelrelaxierend, aber schwerwiegende Hautreaktionen als Nebenwirkung

2.2.3 Peripher wirkende Analgetika

Diese Wirkstoffe hemmen die Prostaglandinsynthese. Prostaglandine sind für die Fieberentstehung, Schmerzentwicklung und für Entzündungen verantwortlich, da sie das Wärmezentrum aktivieren, die Schmerzrezeptoren sensibilisieren und aktiv am Entzündungsgeschehen beteiligt sind. Daraus folgt, dass durch die Hemmung der Prostaglandine analgetische, antipyretische (fiebersenkende) und antiphlogistische (entzündungshemmende) Wirkungen erzielt werden können (◘ Tab. 2.4).

- **Salizylate**

Azetylsalizylsäure (z. B. Aspirin®, ASS ratio®) wird zur Schmerz- und Fieberbekämpfung, in hohen Dosen auch bei Entzündungen (Rheuma) eingesetzt. In niedrigen Dosierungen (100 mg) hemmt sie die Thrombozytenaggregation (Zusammenlagerung der Blutplättchen), sodass sie auch zur Blutverdünnung eingesetzt werden kann (z. B. nach einem Herzinfarkt).

Nebenwirkungen bei Kindern Bei Kindern unter 12 Jahren kann es in Einzelfällen zum Reye-Syndrom (entzündliche Schädigung des

Gehirns, Nerven- und Leberschäden mit Tod durch Apnoe [Atemstillstand]) kommen.

Nebenwirkungen bei Schwangerschaft Aufgrund der Hemmung bzw. der Verzögerung der Blutgerinnung dürfen die Salizylate nicht in der Schwangerschaft und nicht bei Magengeschwüren verwendet werden. Patienten, die andere gerinnungshemmende Medikamente einnehmen, dürfen als Schmerzmittel keine Salizylate benutzen.

Nebenwirkung Blutgerinnung Die Acetylsalizylsäureverbindungen müssen wegen der Hemmung der Aktivität der Blutplättchen auch ca. 10 Tage vor Operationen abgesetzt werden. Dabei gilt zu beachten, dass bereits 100 mg ASS die Blutgerinnung herabsetzen. Deshalb dürfen auch Kombipräparate mit ASS nicht vor Operationen eingenommen werden. Thomaypyrin® z. B. enthält neben Paracetamol und Coffein auch 250 mg ASS je Tablette. Die Tagesdosierung zur Hemmung der Blutgerinnung beträgt einmal tgl. 100 mg bis 300 mg. Die Einzeldosis bei der Schmerztherapie beträgt 500 mg bis 1000 mg. Die Tagesdosis bei der Therapie von entzündlichen Erkrankungen beträgt ca. 3000 mg.

- **Aniline**

Paracetamol (z. B. Ben-u-ron®, Tylenol®, Paracetamol Berlin Chemie®, Perfalgan®) wirkt sehr gut schmerzstillend und fiebersenkend. Gegen Entzündungen ist es hingegen weniger wirksam.

Nebenwirkungen Zu den unerwünschten Wirkungen zählt v. a. die bei Überdosierung auftretende Leberschädigung. Aufgrund der Methämoglobinbildung muss man bei Säuglingen und Patienten mit Glukose-6-phosphatdehydrogenasemangel sehr genau dosieren, um Vergiftungen zu vermeiden.

Dosierung Wegen der Vielzahl von Leberschäden in Zusammenhang mit Paracetamol sind nur noch Packungen mit bis zu 10 g Paracetamol rezeptfrei in Apotheken erhältlich. Die Einzeldosis sollte maximal 10–15 mg/kg Körpergewicht betragen, die Gesamttagesdosis nicht mehr als 60 mg/kg KG, aufgeteilt in 3 bis 4 Einzeldosen. Die Einzeldosierung bei Erwachsenen beträgt 500–1000 mg, die Tagesdosierung sollte 3–4 g nicht übersteigen.

- **Pyrazole**

Phenazon (z. B. Eumed®) und Metamizol (z. B. Novalgin®) wirken sehr gut fiebersenkend, gut analgetisch und haben mittlere entzündungshemmende Eigenschaften. Phenylbutazon (z. B. Ambene®), ein Abkömmling der Pyrazole, ist ein gutes Rheumamittel (entzündungshemmend), welches aber kaum antipyretisch (fiebersenkend) wirkt. Phenylbutazon wird auch bei Gicht verwendet.

Nebenwirkung Blutbildveränderung Agranulozytose (Blutbildschädigung): Vor allem bei Metamizol kommt es häufiger zu Blutbildveränderungen, sodass diese Substanz nur noch zur Behandlung von Koliken verwendet werden soll.

Nebenwirkung Allergie v. a. bei Phenylbutazon, daher ist diese Substanz der Gichtbehandlung und der Rheumatherapie vorbehalten.

Nebenwirkung Magengeschwüre betrifft v. a. Phenylbutazon.

Dosierung Die orale Einzelgabe von Metamizol beträgt 500 mg. Die Tagesdosis sollte 4 g nicht überschreiten. Der große Vorteil von Metamizol liegt in der ausgeprägten spasmolytischen Komponente. So ist Metamizol sehr gut zur Therapie von akuten Spasmen, wie z. B. Nierenkoliken und Gallenkoliken, geeignet, da es schmerzstillend und auf die glatte Muskulatur krampflösend wirkt.

- **Nichtsteroidale Antiphlogistika (entzündungshemmende Stoffe)**

Die Substanzen dieser Klasse wirken i. d. R. nicht mehr antipyretisch* und werden hauptsächlich zur Behandlung von entzündlichen Erkrankungen wie z. B. Rheuma und Gicht verwendet.

Nebenwirkungen Knochenmarkschädigungen, Zerstörung der Magen-Darm-Schleimhaut, Sehstörungen und Allergien: Dies betrifft v. a. die älteren Substanzen, wie z. B. Diclofenac, welche unselektive Cyclooxygenasehemmstoffe sind. Hier werden sowohl die schädlichen Prostaglandine wie auch die für Magenschleimhaut, Blutdruck und Blutgerinnung protektiven Prostaglandine zerstört.

Nebenwirkung Prostaglandine Die selektiven Cyclooxygense-2-Hemmstoffe, wie z. B. Arcoxia®, Dynastat® oder Celebrex®, hemmen vorwiegend die COX-2, die speziell die entzündlichen Prostaglandine herstellt. Die protektiven, die sog. guten Prostaglandine, die über die COX-1 hergestellt werden, sind dabei nicht beeinträchtigt.

Nebenwirkungen Embolien und Herzinfarkt Der Vorteil der COX-2-Hemmstoffe liegt darin, dass Magen-Darm-Probleme wie Gastritis oder Magenulkus weitaus seltener auftreten. Nachteilig wirkt sich jedoch aus, dass es bedingt durch eine gesteigerte Blutgerinnung zu mehr Herz-Kreislauf-Schäden bis hin zu Embolien und Herzinfarkten kommt.

Chemisch gesehen besteht diese Gruppe aus recht unterschiedlichen Verbindungen. Die gängigen Arzneistoffe sind mit Fertigpräparatbeispielen in ◘ Tab. 2.5 zusammengefasst.

Sämtliche Substanzen haben ein ähnliches Wirkprofil, unterscheiden sich aber in ihrer Halbwertszeit und Wirkdauer. So hat z. B. der Wirkstoff Diclofenac eine Halbwertszeit von 2 h, Tenoxicam dagegen eine von 72 h. Eine verlängerte Halbwertszeit und damit Wirkdauer hat zwar den Vorteil, dass die Medikamente weniger oft gegeben werden müssen, beinhaltet aber auch die Gefahr, dass es bei versehentlicher Mehreinnahme leicht zu den zuvor geschilderten Nebenwirkungen und Intoxikationen kommen kann. Auch bei Unverträglichkeiten (z. B. Allergien) dauert es entsprechend länger, bis die unangenehmen Erscheinungen abklingen.

Die bisherigen COX-Hemmer, wie z. B. ASS oder Diclofenac, hemmen sowohl die COX-Unterart COX-1 als auch die COX-2. Die Prostaglandine, die für Entzündungsreaktionen verantwortlich sind, werden über die COX-2 hergestellt. Die Prostaglandine, die positive Reaktionen im Körper auslösen wie z. B. Magenschutz, werden über die COX-1 hergestellt. Verwendet man nun unspezifische COX-Hemmer wie z. B. Diclofenac, so werden die positiven und die entzündlichen Prostaglandine gehemmt und führen somit z. B. zur Nebenwirkung Magenschleimhautläsion.

❑ **Tab. 2.5** Nichtsteroidale Antiphlogistika

Chemische Gruppe	Arzneistoff	Präparatbeispiel
Essigsäurederivate	Diclofenac	Voltaren®
		Dicloberl®
		Diclac®
		Diclofenac ratiopharm®
	Indometacin	Indomet®
		Indomet ratiopharm®
Propionsäurederivate	Ibuprofen	Anco®
		Optalidon® 200,
		Ibuhexal®
	Naproxen	Alevel®
Fenaminsäure	Flufenaminsäure	Dignolodin Salbe®
Sulfanilsäurederivate («coxibe»)	Celecoxib	Celebrex®
	Parecoxib	Dynastat®
	Etoricoxib	Arcoxia®
Oxicamderivate	Piroxicam	Felden®

Dosierung

(Beispiele für ausgewählte Antiphlogistika)

— Die Einzeldosis von Diclofenac beträgt 12,5–75 mg. Die maximale Tagesdosis sollte 150 mg nicht überschreiten.

— Ibuprofen wird als Antiphlogistikum in Einzeldosen von meist 400 mg gegeben. Die Tagesdosis liegt bei 2400 mg.

— Naproxen wird in der Einzeldosierung von 200 mg verordnet. Die Tageshöchstdosis liegt meist bei 600 mg.

— Von Indometacin wird täglich 50 bis max. 150 mg gegeben.

— Arcoxia wird zur Therapie der Arthrose tgl. in der Dosis von einmal 60 mg gegeben. 90 mg täglich zur Therapie der rheumatoide Arthritis und 120 mg täglich zur Behandlung der akuten Gichtarthritis.

◻ Tab. 2.6 Triptane

Wirkstoff	Handelspräparat
Frovatriptan	Allegro®
Almotriptan	Almogran®
Zolmitriptan	Ascotop®
Naratriptan	Formigran®
Sumatriptan	Imigran®
Rizatriptan	Maxalt®
Eletriptan	Replax®

2.2.4 Migränemittel (Triptane)

Die modernsten Migränemittel stammen aus der Gruppe der Triptane. Diese Wirkstoffe sind v. a. zur Behandlung des akuten Migräneanfalls geeignet. Für die Anfallsprophylaxe sollten sie nicht verwendet werden.

Die Struktur der verfügbaren Triptane leitet sich vom Inol-Gerüst ab. Hinsichtlich Wirkung und Nebenwirkung sind die Triptane sicherlich vergleichbar. Unterschiede ergeben sich vorwiegend aufgrund verschiedener Halbwertszeiten und damit der unterschiedlichen Wirkdauer.

Wirkung Die Triptane greifen alle an bestimmten Serotoninrezeptoren (5-HAT 1B und 5-HAT 1D) agonistisch an und bewirken eine Verengung der dilatierten Blutgefäße im Kopfbereich. Dadurch kann der Migräneanfall gestoppt werden.

Nebenwirkungen Gefäßverengungen: Hierzu zählen Blutdruckanstieg, Tachykardie, kardiale Vasospasmen bis hin zum Herzinfarkt. Im Brust- und Halsbereich kann ein Engegefühl auftreten. Auch Übelkeit und Erbrechen sowie zentrale Krampfanfälle sind möglich.

◻ Tab. 2.6 gibt eine Übersicht auf die verfügbaren Triptane.

2.3 Narkosemittel (Anästhetika)

Unter Narkosemitteln versteht man Substanzen, die eine Narkose herbeiführen können.

2.3.1 Stoffe, die örtlich begrenzt den Schmerz aufheben (Lokalanästhetika)

Bereits 1862 wurde das Kokain als Inhaltsstoff der Cocapflanze entdeckt. 1884 war es ein willkommenes Anästhetikum bei Augenoperationen. Die neueren Lokalanästhetika leiten sich fast alle von der Struktur des Kokains ab.

Wirkung Die Lokalanästhetika heben örtlich begrenzt und reversibel* die Erregbarkeit der Schmerzrezeptoren und das Leitungsvermögen der sensiblen Nerven auf. Ihre Wirkung besteht v. a. in der Blockierung von Natriumkanälen, sodass die Impulsweiterleitung zum Schmerzzentrum unterbrochen wird.

Man kann die Lokalanästhetika nach dem Einsatzgebiet unterscheiden in Oberflächenanästhetika, Infiltrationsanästhetika und Leitungsanästhetika. Lokalanästhetika können chemisch in folgende Gruppe unterteilt werden:

1. **Lokalanästhetika vom Estertyp:** Sie besitzen wegen der leichten Esterspaltung eine kurze Wirkdauer. Hierzu zählen die in ❏ Tab. 2.7 aufgeführten Lokalanästhetika.
2. **Lokalanästhetika von Amidtyp:** Diese Lokalanästhetika stellen die größte Gruppe dar. Die Säureamidbindung ist relativ schwer wieder zu lösen, sodass die Wirkstoffe auch ein längere Wirkdauer besitzen (❏ Tab. 2.8).

2.3.2 Abgrenzung Analgetika/Anästhetika

Sowohl Analgetika als auch Anästhetika beeinflussen das Schmerzempfinden. In ❏ Tab. 2.9 werden ihre Wirkungen noch einmal zusammengefasst und gegeneinander abgegrenzt.

☐ **Tab. 2.7** Lokalanästhetika vom Estertyp	
Wirkstoff	**Handelsname**
Benzocain	Anästhesin®
Procain	Procain Actavis®

☐ **Tab. 2.8** Lokalanästhetika vom Amidtyp	
Wirkstoff	**Handelsname**
Articain	Ultracain®
Lidocain	Xylocain®
Mepivacain	Scandicain®
Prilocain	Xylonest®
Ropivacain	Naropin®

☐ **Tab. 2.9** Wirkungen verschiedener Analgetika und Anästhetika	
Medikamentengruppe	**Wirkung**
Zentrale Analgetika	Schmerzbeeinflussung durch Angriff im ZNS
Peripher wirksame Analgetika	Hemmung der Sensibilisierung der Schmerz-rezeptoren
Allgemeinanästhetika	Schmerzstillung mit Ausschaltung des Bewusstseins durch Angriff im ZNS
Lokalanästhetika	Schmerzstillung durch Hemmung der Weiterleitung der Schmerzimpulse in den sensiblen Nerven-bahnen

2.4 Schlafmittel

2.4.1 Der Schlaf

Schlaf dient dem Organismus als Erholungsphase. Die tägliche Schlafmenge sollte mindestens 5,5 h betragen. Ist die Schlafenszeit kürzer, kann auf die Dauer ein gesundheitlicher Schaden nicht aus-

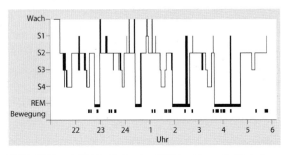

◘ Abb. 2.2 Normale Schlafarchitektur eines 20-jährigen Mannes. Der Wechsel von NON-REM- und REM-Schlafzyklen im Abstand von 90–120 min ist gut sichtbar

geschlossen werden. Das Schlafbedürfnis verändert sich im Laufe des Lebens; Säuglinge benötigen rund 16 h Schlaf, Erwachsene 6–9 h, und Senioren kommen meist mit 6 h Schlaf aus (◘ Abb. 2.2).

Der Schlafrhythmus ist dem Körper von Geburt an eingegeben, d. h.: Selbst wenn der äußere Hell-Dunkel-Reiz fehlt, zeigt der Organismus einen 24- bis 25-stündigen Schlaf-Wach-Rhythmus.

Der Schlaf kann in 2 verschiedene Arten eingeteilt werden (Konietzko et al. 1993).

Schlafarten

Orthodoxer Schlaf
— Einschlafphase
— Leichtschlafphase
— Mittelschlafphase
— Tiefschlafphase

Paradoxer Schlaf
— REM-Phasen (»rapid eye movements«, schnelle Augenbewegungen)

Während des paradoxen Schlafes kommt es zu Traumphasen, in denen die Erlebnisse des Tages aufgearbeitet werden. Diese Phasen sind für die Erholung während des Schlafes außerordentlich wichtig.

❯ **Viele Schlafmittel unterdrücken aber die REM-Phasen, sodass es zu einem wenig erholsamen Schlaf kommt. Im Gegensatz zur Narkose ist der Mensch während des Schlafes weckbar und die Schutzreflexe (z. B. Hustenreiz) sind noch erhalten.**

2.4.2 Medikamentöse Therapie der Schlafstörungen (Hypnotika)

Vor der Gabe eines Medikaments, welches den Schlaf beeinflusst, muss man sich darüber im Klaren sein, ob es sich um Einschlaf- oder um Durchschlafstörungen handelt.

❯ **Die REM-Phasen gehören zum natürlichen Schlaf gehören und sollten durch Arzneimittel nicht vermindert werden.**

Nebenwirkung Hang-over-Effekt Zudem muss auf einen evtl. auftretenden Hang-over-Effekt geachtet werden. Bei Schlafmitteln, die eine lange Wirkdauer besitzen, ist es möglich, dass der schlaffördernde Effekt auch am nächsten Morgen noch anhält und der Patient ein verringertes Reaktionsvermögen aufweist. Dies ist besonders im Straßenverkehr und beim Bedienen von Maschinen problematisch.

Wirkung verstärken Andere Arzneimittel können durch die Hypnotika, in ihrer Wirkung verstärkt werden. Hierzu gehören v. a. die Effekte der Psychopharmaka und des Alkohols.

Abhängigkeitsgefahr Ein weiteres Problem der Schlafmittel stellt die Tatsache dar, dass es sehr schnell zu einer Gewöhnung oder Abhängigkeit kommen kann, sodass der Patient die Dosis erhöhen muss und dadurch natürlich auch vermehrt die Nebenwirkungen, wie z. B. Leberschäden, in Kauf zu nehmen hat (◘ Tab. 2.10).

Kreislaufversagen Mit Hilfe der Barbiturate (z. B. Luminal®) wurden in der Vergangenheit des Öfteren Selbstmordversuche erfolgreich durchgeführt. Bei diesen Substanzen kommt es im Fall der Überdosierung zu Kreislaufversagen und Atemstillstand.

◻ Tab. 2.10 Schlafmittel

Wirkstoff	Handelsname (Beispiel)	Bemerkung
Brotizolam	Lendormin®	Benzodiazepin
Flunitrazepam	Rohypnol®	Benzodiazepin (BtM!!!)
Lormetazepam	Sedalam®, Noctamid®	Benzodiazepin
Temazepam	Planum®	Benzodiazepin
Triazolam	Halcion®	Benzodiazepin
Zolpidem	Stilnox®	Benzodiazepin-ähnlich, eventuell weniger Nebenwirkungen
Zopiclon	Ximovan®	Benzodiazepin-ähnlich, eventuell weniger Nebenwirkungen
Doxylamin	Gittalun®	Antihistaminikum
Diphenhydramin	Moradorm®	Antihistaminikum
Baldrian	Baldriparan®	Pflanzliches Sedativum
Passionsblume	Pascoflair®	Pflanzliches Sedativum
Hopfen	Kytta-Sedativum®	Pflanzliches Sedativum
Melisse	Plantival forte®	Pflanzliches Sedativum

> **Medikamente, die wie Luminal® zu den Barbituraten gehören, dürfen nicht mehr als Schlafmittel, sondern nur noch als Antiepileptika verwendet werden.**

Im Folgenden soll nun auf einige Stoffgruppen eingegangen werden, wobei gesagt werden kann, dass die meisten dieser Arzneimittel zentral dämpfend wirken.

■ **Benzodiazepine**

Hierzu gehören z. B. die Wirkstoffe Lormetazepam, Temazepam, Triazolam oder Brotizolam. Diese Gruppe besitzt eine schlafanstoßende Wirkung, sodass diese Medikamente v. a. bei Einschlafstörungen eingesetzt werden können. Positiv ist zu beurteilen, dass der REM-Schlaf praktisch nicht beeinträchtigt wird und die Nebenwirkungen weniger schwer sind als bei den Barbituraten (Kreislauf- und Atemdepression). Dabei darf man aber nicht vergessen, dass es auch durch Anwendung dieser Arzneimittelgruppe leicht zu Abhängigkeit kommen kann, da ihr Wirkspektrum eine angstlösende Komponente besitzt. Zudem muss man beim zu plötzlichen Absetzen dieser Medikamente mit einem Rebound-Phänomen rechnen, d. h., es können vermehrt Angstzustände, Schlaflosigkeit oder Verwirrtheitszustände auftreten. Ganz wichtig ist, das sowohl Patienten als auch Verordner realisieren, dass die Benzodiazepine auch als Muskelerelaxanzien eingesetzt werden. Dies bedeutet, dass zentral gesteuert der Tonus der Skelettmuskulatur gelockert wird. Gefährlich ist diese Wirkkomponente bei älteren Patienten, die sowohl an Schlaflosigkeit als auch an Osteoporose leiden. Die sedierenden und muskelrelaxierenden Eigenschaften könnten dann bei den Patienten zu gefährlichen Stürzen mit schlimmen Knochenbrüchen führen.

- **Benzodiazepin-ähnliche Wirkstoffe**

Neuere Entwicklungen führten zu zwei Substanzen, die ein Benzodiazepin typisches Wirkprofil zeigen, bei denen aber das Risiko der Abhängigkeit wesentlich geringer zu sein scheint. Es handelt sich zum einen um Zopiclon (Ximovan®, Zopiclon ratiopharm®) und zum anderen um Zolpidem (Bikalm®, Stilnox®). Beide Substanzen besitzen eine eher kurze bis mittellange Wirkdauer.

Alle Benzodiazepinpräparate unterliegen in Deutschland der Verschreibungspflicht. Die Reinsubstanzen gelten als Betäubungsmittel.

Antidot zu Benzodiazepinen Der Wirkstoff Flumazenil (z. B. Anexate®) gibt den Ärzten die Möglichkeit, die Wirkung der Benzodiazepine schnell wieder zu antagonisieren. Flumazenil ist ein direkter Benzodiazepin-Rezeptorgegenspieler. Zugelassen ist Flumazenil bei Vergiftungen mit Benzodiazepinen und in der Anästhesie zur Aufhebung der zentralen hypnosedativen Wirkung der Benzodiazepinen.

- **Antihistaminika**

Beispiele sind Doxylamin (z. B. Gittalun®, Sedaplus® oder Schlafsterne®) oder Diphenhydramin (z. B. Betadorm®, Halbmond®, Moradorm®). Ursprünglich wurde diese Stoffgruppe nur gegen

Allergien und Juckreiz eingesetzt, jedoch erkannte man bald ihre sedierende Wirkung, sodass sie heute als Schlafmittel v. a. zur Erleichterung des Einschlafens Verwendung finden. Aufgrund der geringeren Nebenwirkungen (Hautreize, Übelkeit) sind diese Hypnotika noch rezeptfrei in den Apotheken zu kaufen, was aber nicht bedeutet, dass sie über längere Zeit bedenkenlos eingenommen werden dürfen.

- **Pflanzliche Schlafmittel**

Baldrian, Hopfen, Passionsblume oder Hafer zeigen ebenfalls eine sedierende Wirkung, wobei die eigentlichen Wirkstoffe noch weit gehend unbekannt sind. Bei gelegentlichen Schlafstörungen können diese Pflanzen in Form von Dragees oder als Tee durchaus gute Dienste leisten. Auf stark alkoholhaltige Auszüge sollte wegen der Nebenwirkung des Alkohols (z. B. Leberschädigung) verzichtet werden.

Studien haben gezeigt, dass die pflanzlichen Heilmittel nicht immer bedenkenlos sind. So musste der Einsatz des entspannend wirkenden Extraktes der Kava-Kava-Pflanze (Rauschpfeffer) überarbeitet werden, da er in Verdacht steht, massive Lebernekrosen zu verursachen.

2.5   Auf die Psyche wirkende Stoffe (Psychopharmaka)

Der Wirkort der Psychopharmaka liegt im ZNS*. Problematisch bei der Therapie mit Psychopharmaka ist die Tatsache, dass in der Regel nur die Symptome, nicht aber die Ursachen der Erkrankungen behandelt werden können. Gefahr geht auch von den stimulierenden und den dämpfenden Psychopharmaka aus, da die Patienten mit Hilfe solcher Medikamente aus der Realität flüchten können, was dazu führen kann, dass sie in eine Medikamentenabhängigkeit verfallen.

2.5.1 Einteilung der Psychosen

Bei Psychosen handelt es sich um Gemüts- und Geisteskrankheiten, die zu einem anderen Erleben der Umgebung führen. Man kann die körperlich begründbaren (exogenen) Psychosen von den endogenen unterscheiden. Zu den ersteren gehört z. B. eine Hirnstoffwechselstörung oder eine Verletzung des zentralen Nervensystems, d. h. eine mehr oder weniger exakt feststellbare Erkrankung, die die Psychose auslöst.

Die endogenen Psychosen lassen sich nicht direkt auf Erkrankungen des Hirns zurückführen. Zu ihnen zählt u. a. die Überreaktion auf bestimmte Ereignisse (z. B. Tod eines geliebten Menschen). Endogene Psychosen können aber auch ohne erkennbare äußere Anlässe auftreten.

■ **Unterteilung der Psychosen**

Schizophrenie Unter Schizophrenie versteht man eine Störung der Beziehung von Persönlichkeit und Umwelt. Als Symptome treten u. a. auf: die Unfähigkeit eine Gedankenkette zu bilden (man verliert immer wieder den roten Faden), eine geänderte Affektivität (Überreaktion oder Gleichgültigkeit auf Einflüsse aus der Umwelt) und eine Spaltung der Persönlichkeit, mitunter auch Wahnvorstellungen und Halluzinationen.

Depressionen Hierbei handelt es sich um tiefe Verstimmungen und Hemmungen ohne erkennbaren Grund. Die Patienten legen Gleichgültigkeit, Trauer und Antriebslosigkeit an den Tag und sind außerdem stark gefährdet, Selbstmord zu verüben. Besonders Frauen sind von dieser Krankheit betroffen. Auch das heute häufig gebrauchte Burnout scheint sich in einer Art Depression zu äußern. Ein **Burnout-Syndrom** (engl. burn out: »ausbrennen«) bzw. **Ausgebranntsein** ist ein Zustand ausgesprochener emotionaler Erschöpfung mit reduzierter Leistungsfähigkeit und permanenter Überlastung.

Neurosen Unter Neurosen versteht man Störungen bei der Konfliktverarbeitung, d. h., Probleme werden verdrängt und nicht wahrgenommen. Neurosen treten v. a. in Stresssituationen (z. B. Urlaub oder Examen) hervor. Die WHO (Weltgesundheitsbehörde) unterscheidet folgende Arten von Neurosen.

WHO-Einteilung der Neurosen

- Psychovegetatives Erschöpfungssyndrom, auch vegetative Dystonie genannt: Es treten v. a. Nervosität, Verdauungsstörungen sowie gesteigerte Reizbarkeit und Konzentrationsschwäche auf.
- Hypochondrische Symptome: Die betroffenen Personen bilden sich Krankheiten ein, obwohl der Arzt keine organischen Schäden feststellen kann. Dennoch leidet der Patient geistig und körperlich an seinen eingebildeten Beschwerden.
- Angstneurosen: Hierunter fallen Symptome wie Platz- und Flugangst. Somatische* Zeichen können Schweißausbrüche und Durchfall sein.
- Zwangsneurosen: Der Patient unterliegt dem Zwang, bestimmte Tätigkeiten immer wieder und pausenlos durchzuführen. Am häufigsten kommt ein Ordnungszwang vor (d. h., Schreibtische oder Schränke werden mehrmals täglich aus- und wieder eingeräumt) oder auch ein Waschzwang, sodass sich der Neurotiker ständig die Hände waschen muss. Oft geht dies bis zur Schädigung der Haut.

2.5.2 Einteilung der Psychopharmaka

Einteilung der Psychopharmaka in 4 Gruppen

- Neuroleptika, zur Dämpfung von Erregungszuständen, Manien* und Schizophrenien
- Antidepressiva, zur Antriebssteigerung und Aufhellung des Gemütszustandes
- Lithiumsalze, zur Langzeitbehandlung manisch*-depressiver Erkrankungen
- Tranquilizer, zur Dämpfung von Angstzuständen

◻ Tab. 2.11 Übersicht Neuroleptika

Wirkstoff	Handelsname
Clozapin	Leponex®
Haloperidol	Haldol®
Melperon	Eunerpan®
Olanzapin	Zyprexa®
Pipamperon	Dipiperon®
Quetiapin	Seroquel®
Risperidon	Risperdal®
Sulpirid	Dogmatil®
Ziprasidon	Zeldox®
Zuclopenthixol	Ciatyl®

❯ Alle Psychopharmaka können sich auf die geistige Reaktionsfähigkeit auswirken. Wie ausgeprägt dieser Effekt ist, ist im Einzelfall verschieden und oft nicht exakt vorhersehbar. Grundsätzlich ist aber äußerste Vorsicht im Straßenverkehr oder beim Bedienen von Maschinen geboten.

- **Neuroleptika**

Neuroleptika (◻ Tab. 2.11) werden vorwiegend zur Behandlung von schizophrenen Psychosen eingesetzt. Die Ursachen dieser Geisteskrankheit werden teilweise in einem gestörten Hirnstoffwechsel gesehen.

Klasseneinteilung der Neuroleptika

- Schwach wirkende Neuroleptika: Sie wirken antipsychotisch, aber stark sedierend, sodass sie gegen Angst und auch gegen Übererregbarkeit Anwendung finden, z. B. Atosil® (Promethazin), Neurocil® (Levomepromazin), Dipiperon® (Pipamperon) oder Eunerpan® (Melperon)

▼

— Mittelstark wirkende Neuroleptika: Sie wirken nur mäßig sedierend und werden v. a. bei Schizophrenie eingesetzt. Ein Beispiel hierfür ist Taxilan® (Perazin), Nepilept® (Zotepin) oder Ciatyl-Z® (Zuclopenthioxol)

Stark wirkende Neuroleptika: Sie wirken stark antipsychotisch und nur noch leicht sedierend. Halluzinationen und chronische Schizophrenie sind die Einsatzgebiete dieser Arzneimittelgruppe. Falls betroffene Patienten eine schlechte Compliance* zeigen, kann ein Depotneuroleptikum alle 3 Wochen intramuskulär verabreicht werden. Als Beispiele für Fertigarzneimittel sind Orap® (Pimozid), Haldol® (Haloperidol) und das Depotpräparat Imap® (Fluspirilen) zu nennen. Da die Neuroleptika den Hirnstoffwechsel beeinflussen, können als Nebenwirkung parkinsonähnliche Symptome (► Abschn. 2.9), Allergien und Sedierung auftreten.

- **Antidepressiva**

Antidepressiva sollen v. a. die Stimmung des Patienten auflockern. Unterteilt werden die Antidepressiva zum einen in Gruppen mit folgenden Therapieeigenschaften:
— depressionslösend und stimmungsaufhellend,
— antriebssteigernd,
— angstlösend.

Stimmungsaufhellend und zugleich stark antriebssteigernd So wirken die MAO-Hemmer (Monoaminooxidase), z. B. Aurorix®, Jatrosum N®. Die MAO ist ein Enzym, welches die Überträgerstoffe der Synapse Adrenalin, Noradrenalin, Dopamin und Serotonin in den Nervenzellen abbaut. Eine Hemmung der MAO bedeutet, dass mehr von den »Stresshormonen« zur Verfügung stehen und somit der Antrieb gesteigert werden kann. Es soll an dieser Stelle nochmals in Erinnerung gebracht werden, dass auch die Inhaltsstoffe des Johanniskrauts, die Hypericine, eine hemmende Wirkung auf die MAO haben und deshalb auch das Johanniskraut zu den antidepressiv wirkenden MAO-Hemmer zu zählen ist.

▣ **Tab. 2.12** Selektive Serotonin-Wiederaufnahmehemmstoffe	
Wirkstoff	**Handelsname**
Citalopram	Cipramil®
Clomipramin	Anafranil®
Fluoxetin	Fluctin®
Fluvoxamin	Fevarin®
Paroxetin	Seroxat®
Sertralin	Zoloft®

Stimmungsaufhellende, aber weniger antriebssteigernd Antidepressiva vom Desipramintyp (z. B. Nortrilen®). Die Mittel vom Imipramintyp besitzen dagegen v. a. eine stimmungsaufhellende Wirkung. Diese Antidepressiva werden deshalb bevorzugt bei selbstmordgefährdeten Patienten eingesetzt (z. B. Anafranil®, Tofranil®). Amitryptilin und ähnliche Stoffe wirken antriebshemmend und angstlösend, was besonders viele Vorteile bei der Therapie der ängstlichen Depressionen hat (z. B. Saroten®, Aponal®, Sinquan®, Stangyl®, Insidon®).

- **Einteilung der Antidepressiva nach der chemischen Wirkweise**

1. Selektive Serotonin-Wiederaufnahmehemmstoffe: Eine relative junge Gruppe von Wirkstoffen stellen die selektiven Serotonin-Wiederaufnahmehemmer dar. Durch ihre Wirkweise steht den Neuronen mehr Serotonin pro Zeit zur Verfügung. Ein hoher Serotoninspiegel scheint für eine Stimmungsaufhellung und damit für eine Verbesserung der depressiven Stimmungslage zu sorgen. Citalopram (Cipramil®), Fluoxetin (Fluctin®), Paroxetin (Seroxat®) oder Sertralin (Zoloft®) sind einige Vertreter dieser neuen Wirkgruppe (▣ Tab. 2.12).

2. Selektive Serotonin-Noradrenalin-Wiederaufnahmehemmstoffe: Selektive Serotonin-Noradrenalin-Wiederaufnahmehemmstoffe erhöhen die Konzentration von Serotonin und Noradrenalin im synaptischen Spalt und helfen dadurch, die Depression zu vermindern (▣ Tab. 2.13).

◘ Tab. 2.13 Selektive Serotonin-Noradrenalin-Wiederaufnahmehemmstoffe

Wirkstoff	Handelsname
Amitriptylin	Amineurin®
Amitriptylinoxid	Equilibrin®
Doxepin	Aponal®
Duloxetin	Cymbalta®
Imipramin	Tofranil®
Venlafaxin	Trevilor®

◘ Tab. 2.14 Selektive Noradrenalin-Wiederaufnahmehemmstoffe

Wirkstoff	Handelsname
Maprotilin	Ludiomil®
Mianserin	Tolvin®
Nortriptylin	Nortrilen®
Reboxetin	Edronax®
Viloxazin	Vivilan®

◘ Tab. 2.15 Mono-Amino-Oxidase-Hemmstoffe

Wirkstoff	Handelsname
Moclobemid	Aurorix®
Tranylcypromin	Jatrosum®

3. Selektive Noradrenalin-Wiederaufnahmehemmstoffe: Diese Wirkstoffgruppe erhöht im Nervensystem die Konzentration von Noradrenalin (◘ Tab. 2.14).

4. Mono-Amino-Oxidase(MAO)-Hemmstoffe: MAO-Hemmstoffe hemmen den Abbau von Dopamin, Noradrenalin und Serotonin im Nervensystem (◘ Tab. 2.15). Dies hat zur Folge, dass das die Konzentration dieser Neurotransmitter ansteigt.

☐ Tab. 2.16 Benzodiazepine	
Wirkstoff	**Handelsname**
Alprazolam	Tafil®
Chlordiazepoxid	Librium®
Diazepam	Valium®
Dikaliumclorazepat	Tranxilium®
Lorazepam	Tavor
Oxazepam	Uskan®

Moclobemid ist ein reversibler Hemmstoff der MAO-A. Tranylcypromin hemmt sowohl die MAO-A als auch die MAO-B irreversibel, sodass v.a. hier mit Nebenwirkungen bei Tyramin-haltigen Speisen (Käse) gerechnet werden muss (hypertone Krise).

- **Tranquilizer**

Tranquilizer besitzen folgendes Wirkspektrum:
- Sedierung, d. h., sie wirken beruhigend,
- Anxiolyse, d. h., sie wirken angstlösend,
- Antikonvulsive Wirkung, d. h., sie lösen Muskelkrämpfe.

Die meisten Tranquilizer gehören chemisch zur Klasse der Benzodiazepine, die in ► Abschn. 2.4.2 bei den Schlafmitteln behandelt wurden.

Nebenwirkungen Es kann zu Sedierung und Benommenheit kommen. Bei längerer Gabe kommt es schnell zur Gewohnheitsbildung. Aus dem Gefühl einer Gleichmütigkeit kann dann der Zustand der Gleichgültigkeit werden. Die Patienten können und wollen dann nicht mehr am familiären/gesellschaftlichen Leben teilnehmen und verfallen immer mehr (☐ Tab. 2.16).

2.6   Das Erbrechen verhindernde Arzneistoffe (Antiemetika)

Durch Erbrechen ist es dem Körper möglich, sich auf schnelle Weise seines Mageninhalts zu entledigen. Dies kann v. a. nach oraler Einnahme von Giften von Vorteil sein. Gefahr besteht aber dadurch, dass der Patient Erbrochenes aspiriert, d. h. Teile des erbrochenen Mageninhalts über die Luftröhre (Trachea) in die Lungen bekommt und daran erstickt.

Schwangerschaft Erbrechen tritt besonders häufig während der Schwangerschaft, v. a. morgens in der Frühschwangerschaft, auf.

Reisekrankheit Die Kinetose (Reisekrankheit) stellt eine besondere Form des Erbrechens dar, wobei das Auge die schnell vorüber ziehenden Gegenstände nicht mehr fixieren kann, was das Gleichgewichtsorgan irritiert und dann den Brechreiz auslöst.

Bulimie Junge Mädchen, die an Bulimia nervosa (»Bulimie«, Fress-Brech-Sucht) leiden, entleeren durch mechanische Reizung der Nerven am Gaumen ihren Magen, um so die Nahrungsresorption zu verhindern.

Organische Ursachen Möglich sind u. a. Magenerkrankungen, Hirndrucksteigerungen, Infektionen oder Pankreasentzündungen als Ursachen.

❯ Problematisch werden die Folgen des Erbrechens erst, wenn es zu lange, d. h. mehrere Tage, anhält. Es kommt dann zu Wasser-, Salz- und Säureverlusten, sodass der pH-Wert (Säurewert) des Blutes sich von neutral (7,2–7,4) ins alkalische (basische) Milieu verschiebt und somit Störungen im Organismus hervorgerufen werden.

2.6.1   Medikamentöse Therapie des Erbrechens

Die Antihistaminika, exakter H1-Antihistaminika, sind Arzneistoffe, die als Gegenspieler (Antagonisten*) zum Histamin an Histamin-1-Rezeptoren wirken (▶ Abschn. 9.2). Eine typische Nebenwirkung vieler Antihistaminika, die sedierende und antiemetische Eigenschaft, machte diese Medikamente auch als Antiemetika interessant. Besonders gegen Reisekrankheit, die v. a. bei Kindern sehr häufig ist, ist diese Arzneistoffgruppe sehr hilfreich. Man kann davon ausgehen, dass der sedierende Effekt von einer Dämpfung des Brechzentrums in der Medulla oblongata (verlängertes Rückenmark) begleitet wird.

> **Wichtig ist, diese Medikamente schon 30 min bis 1 h vor Reiseantritt einzunehmen.**

Fertigpräparate sind z. B. Reisegold® Dragees, Vomex® A, Vomacur® oder Superpep® Reisekaugummi (ihn kann man auch erst bei den ersten Anzeichen von Übelkeit anwenden).

- **Stoffe, die Dopaminrezeptoren im Brechzentrum blockieren**

Das Brechzentrum in der Area postrema (spezielle Region des verlängerten Rückenmarks) wird durch den Botenstoff Dopamin stimuliert. Diese Erkenntnis führte zur Entwicklung einiger Dopaminrezeptorantagonisten. Sie verdrängen das Dopamin von seinen Bindungsstellen im Brechzentrum und vermindern somit das zentrale Auslösen des Brechreizes.

Hierzu zählen Arzneistoffe wie z. B. Metoclopramid (u. a. in Paspertin®, MCP-Ratiopharm®, Gastrosil® oder Gastronerton®). Metoclopramid regt zusätzlich zu der beschriebenen zentralen antiemetischen Wirkung die Peristaltik* im Magen-Darm-Bereich an, sodass die Magenentleerung beschleunigt und die Dünndarmpassage verkürzt wird. Dies begründet seine prokinetische Wirkung.

Allerdings treten aufgrund der Blockade der Dopaminrezeptoren auch Nebenwirkungen auf. Hierzu zählen u. a. extrapyramidal* ausgelöste motorische Störungen (Morbus Parkinson, ▶ Abschn. 2.9) und ein Anstieg des für die Milchbildung verantwortlichen Hormons Prolactin. Auch Alizaprid (Vergentan®) zeigt solche Wirkungen und Nebenwirkungen.

Der Wirkstoff Domperidon (Motilium®) besitzt nur noch prokinetische, d. h. peristaltikanregende Eigenschaften. Dafür treten aber auch keine parkinsonähnlichen Nebenwirkungen auf, da mit Domperidon nur periphere Dopaminrezeptoren blockiert werden.

◻ Tab. 2.17 Dopaminantagonisten	
Wirkstoff	**Handelsname**
Alizaprid	Vergentan®
Domperidon	Motilium®
Metoclopramid	Paspertin®, Gastrosil®, MCP®

Für Patienten mit Übelkeit, die v. a. aufgrund mangelnder Magen-Darm-Entleerung beruht, ist die Peristaltik anregende Wirkung von Domperidon ausreichend (◻ Tab. 2.17).

- **Tropanalkaloide**

Scopolamin, ein Stoff aus der Tollkirsche (Atropa belladonna) dämpft das vegetative Nervensystem durch Hemmung der cholinergen Reizübertragung und somit auch den Brechreiz. Es wird heute in Form eines transdermalen therapeutischen Systems als Pflaster v. a. bei Kinetosen verwendet (z. B. Scopoderm®). Meist wird das Pflaster hinter das Ohr geklebt.

Die Wirkdauer beträgt 72 Stunden, d. h. das Pflaster muss erst alle 3 Tage gewechselt werden. Somit zeichnet es sich v. a. bei langen Reisen aus. Zudem erzeugt es im Gegensatz zu den Antihistaminika keine Müdigkeit, sodass der Patient auch die Reise noch bewusst genießen kann.

- **Serotonin-Rezeptor-(5-HT3-Rezeptor-)Blocker**

Eine andere Art des Erbrechens und der Übelkeit liegt bei Patienten vor, die sich wegen einer Tumorerkrankung einer Chemotherapie oder einer Strahlentherapie unterziehen müssen. Einige Krebsmittel (Zytostatika) gelten als hochemetogen. Hierzu muss man v. a. Cisplatin, Carboplatin und auch Mischungen aus mehreren Substanzen (Polychemotherapie) zählen. Ähnlich verhält es sich bei der Tumorbestrahlung. Aufgrund der Bösartigkeit der Erkrankung muss die Therapie fortgeführt werden. Für die Patienten ist aber die ständige Übelkeit und das fortdauernde Erbrechen eine massive Belastung. Um die Lebensqualität der Patienten zu verbessern und die Fortführung der lebensnotwendigen Therapie sicherzustellen,

◘ Tab. 2.18 Serotonin-Rezeptor-Blocker (5-HT3-Antagonisten)

Wirkstoff	Handelsname
Dolasetron	Anemet®
Granisetron	Kevatril®
Ondansetron	Zofran®
Palonosetron	Aloxi®
Tropisetron	Navoban®

kann man versuchen mit den 5-HT3-Blockern diese massive Form des Erbrechens zu stoppen. Hierfür gibt es seit einigen Jahren 3 neue Substanzen.

Ondansetron (Zofran®), Tropisetron (Navoban®), Granisetron (Kevatril®) und andere. Die Einnahme erfolgt oftmals schon gleichzeitig mit der Chemotherapie. Die Dosis wird in der Regel nur einmal täglich verabreicht, wobei eine Steigerung über die Standarddosis hinaus keine Vorteile mehr bringt. Sollte die Wirkung dennoch nicht zufrieden stellend sein, so empfiehlt es sich die 5-HT3-Blocker mit Dexamethason zu kombinieren.

Die neue Substanz Palonosetron hat eine äußerst lange Wirkdauer. Palonosetron muss nur alle 7 Tage appliziert werden.

Ein ganz neuer Therapieeinsatz der 5-HT3-Blocker ergibt sich in der Anästhesie im Bereich der Behandlung des postoperativen Erbrechens. Sehr oft haben Patienten, nachdem sie wieder aus der Narkose aufgewacht sind, ein Gefühl der Übelkeit und des Erbrechens. Und gerade hier scheinen die 5-HT3-Rezeptorblocker gute Dienste zu leisten (◘ Tab. 2.18).

■ Neurokininrezeptor-Antagonisten

Eine Innovation auf dem Gebiet der Antiemetika stellen die Neurokininrezeptor-Hemmstoffe dar (◘ Tab. 2.19). Neurokinine sind kurzkettige Neurotransmitter, die im peripheren und zentralen Nervensystem zahlreiche physiologische und pathophysiologische Reaktionen steuern. Die Stimulierung des Neurokinin-1-Rezeptors durch solche Neurokinine führt z.B. zu Übelkeit und Erbrechen.

◻ **Tab. 2.19** Neurokininrezeptor-Blocker

Wirkstoff	Handelsname
Aprepitant	Emend®
Fosaprepitant	Ivemend® (intravenös applizierbare Form von Emend®)

Aprepitant (Emend®) ist ein bereits auf dem Arzneimittelmarkt verfügbarer Neurokinin-1-Rezeptorblocker.

2.7 Auf das vegetative Nervensystem wirkende Stoffe

Das Nervensystem des Menschen unterteilt sich in das willkürliche (durch den Willen des Menschen beeinflussbar) und das vegetative (autonome) System (▶ Abschn. 2.1). Das vegetative (autonome) Nervensystem dagegen kann nicht durch unseren Willen gesteuert werden. Der Kreislauf, die Atmung (Bronchialmuskulatur), die Magen-Darm-Peristaltik*, der Tonus der glatten Muskulatur von Gallenblase, Harnblase und Uterus (Gebärmutter) sowie die Sekretion der Schweiß-, Speichel- und Magen-/Darmdrüsen unterstehen dem Einfluss des vegetativen Nervensystems.

Funktionell lässt sich das vegetative Nervensystem unterteilen in Sympathikus und Parasympathikus (◻ Abb. 2.3). Viele Organe werden von beiden Teilen gleichzeitig beeinflusst, wobei aber entgegen gesetzte Reaktionen ausgelöst werden (◻ Tab. 2.20).

Die Informationen, die vom Gehirn über das vegetative Nervensystem an den Körper weitergeleitet werden sollen, werden als elektrische Ladungen (Strom) in den Nervenbahnen transportiert. Da aber auch die längsten Nervenstränge (Axone) einmal zu Ende sind, werden über Spalten (Synapsen) verschiedene Nervenfasern miteinander verbunden. Da Strom nicht über Leerräume hinweg fließen kann, werden am Ende des einen Axons chemische Botenstoffe (Transmitter) freigesetzt, die durch die Synapse zur nächsten Nervenfaser diffundieren und dort wieder Stromimpulse auslösen, sodass jetzt die Informationen wieder auf elektrischem Wege weitergeleitet werden können. Die chemische Informationsübertragung findet innerhalb des vegetativen Nervensystems mit Hilfe des Transmitters Acetylcholin statt. Die Übertragung vom 2. Nervenstrang zum Erfolgsorgan (z. B. Herz) wird durch Noradrenalin, Dopamin und indirekt durch Adrenalin im Sympathikus und durch Acetylcholin im Parasympathikus bewirkt.

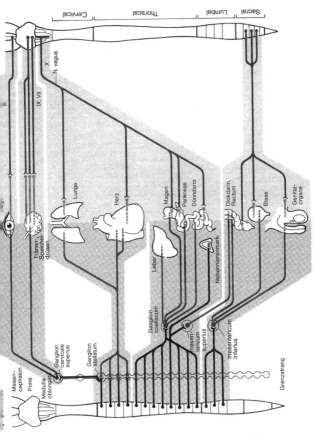

▯ **Abb. 2.3** Gegenüberstellung von Sympathikus (links) und Parasympathikus (rechts). Für die meisten Organe besteht eine Doppelversorgung über Sympathikus und Parasympathikus. (Aus: Schmidt u. Thews 1990)

◻ **Tab. 2.20** Funktionen des vegetativen Nervensystems (Bierstedt 1990)

Erfolgsorgan	Wirkung des Sympathikus	Wirkung des Parasympathikus
Herz	Beschleunigung	Verlangsamung
Herzkranzgefäße	Erweiterung	Verengung
Gefäße	Verengung	Erweiterung
Bronchien	Erweiterung	Verengung
Ösophagus	Erschlaffung	Krampf
Magen und Darm	Hemmung der Peristaltik und Drüsentätigkeit	Anregung der Peristaltik und Drüsentätigkeit
Blase	Harnverhaltung	Harnentleerung
Genitalien	Gefäßverengung	Gefäßerweiterung
Pupillen	Erweiterung	Verengung
Lidspalte	Erweiterung	Verengung
Speicheldrüsen	Wenig zähflüssiger Speichel	Reichlich dünnflüssiger Speichel
Schweißdrüsen	Geringe Sekretion	Erhöhte Sekretion

❯ Arzneimittel werden hierbei v. a. zur Beeinflussung der Reizübertragung auf das Erfolgsorgan eingesetzt. Medikamente, die den Reiz verstärken, tragen die Endung -mimetika, z. B. Parasympath(ik)omimetika. Wird der Reiz geschwächt, so folgt die Endung -lytika, z. B. Parasympath(ik)olytika.

2.7.1 Arzneimittel, die den Sympathikus beeinflussen

Das Erfolgsorgan besitzt, wenn es unter dem Einfluss des Sympathikus steht, bis zu 3 verschiedene Anlagerungsplätze (Rezeptoren) für den Transmitter Noradrenalin und Adrenalin.

Es sind dies die α-, β_1- und β_2-Rezeptoren. Die α-Rezeptoren kommen v. a. am Auge, an den Blutgefäßen und an der glatten Muskulatur vor. Die β_1-Rezeptoren sind am Herzen, der Magen-Darm-Muskulatur und den Organen des Stoffwechsels zu finden. Die β_2-Rezeptoren liegen in der Bronchialmuskulatur, der Uterusmuskulatur, den Blutgefäßen und den stoffwechselbeeinflussenden Organen.

◻ Tab. 2.21 α-Sympathomimetika	
Wirkstoff	**Handelsname (Anwendung)**
Oxymetazolin	Nasivin® (lokale Anwendung, Nase)
Xylometazolin	Otrivin® (lokale Anwendung, Nase)
Midodrin	Gutron® (systemische Anwendung)
Etilefrin	Effortil® (systemische Anwendung)

■ **Sympathikomimetika**

Die Sympathikomimetika verstärken die Wirkungen des sympathischen Nervensystems, indem sie sich an Stelle von Noradrenalin an die Rezeptoren anlagern (direkte Sympathikomimetika), die Freisetzung dieses Transmitters erhöhen oder dessen Abbau vermindern (indirekte Sympathikomimetika).

Direkte Sympathikomimetika Sie aktivieren entweder die α- oder die β-Rezeptoren.

α-Sympathikomimetika Diese lassen die Blutgefäße kontrahieren (zusammenziehen), sodass sich die Nasenschleimhaut verengt, was v. a. bei Schnupfen von Vorteil ist), z. B. Oxymetazolin (Nasivin® Tropfen) oder Xylometazolin (Otriven®) (◻ Tab. 2.21). Zum anderen werden die Gefäße des Kreislaufs kontrahiert, sodass der Blutdruck steigt. Dies wird bei Patienten mit niedrigem Blutdruck ausgenützt. Präparatbeispiele: Gutron® (Midodrin) oder Effortil® (Etilefrin). Als unerwünschte Nebenwirkungen treten Bluthochdruck, Herzbeschwerden, Übererregtheit und eine trockene Nasenschleimhaut auf.

β-Sympathikomimetika Sie erregen, wenn sie die β1-Rezeptoren aktivieren, v. a. das Herz, sodass z. B. ein Kreislaufschock oder eine Herzinsuffizienz behandelt werden kann. Heute verwendet man dafür hauptsächlich Dopamin oder Dobutamin. Die Substanz Orciprenalin (Alupent®) aktiviert die β1- und β2-Rezeptoren gleichermaßen (◻ Tab. 2.22). Die Indikation sind meist akute Zustände bei Asthma bronchiale.

◻ Tab. 2.22 β-Sympathikomimetika

Wirkstoff	Handelsname
Dopamin	Dopamin®
Dobutamin	Dobutamin®
Orciprenalin	Alupent®

Die β2-Rezeptoragonisten lassen in erster Linie die Bronchial- und Uterus- sowie die Darmmuskulatur erschlaffen. Die Entspannung der Bronchialmuskulatur hilft besonders Asthmatikern (Präparatebeispiele: Sultanol®, Bricanyl®, Berotec®, Bronchospasmin®). Auch zur Wehenunterdrückung (Tokolyse) werden die β2-Rezeptoraktivatoren eingesetzt (z. B. Partusisten®). Als Nebenwirkungen können wieder Herzprobleme (v. a. Rhythmusstörungen) und Angina-pectoris-Anfälle auftreten.

- **Sympathikolytika**

Direkte Sympathikolytika Das sind Stoffe, die die Rezeptoren für Noradrenalin versperren, sodass das Erfolgsorgan nicht die Befehle des Gehirns vermittelt bekommen kann.

α-Rezeptorenblocker Sie erweitern die Blutgefäße, sodass sie vorwiegend als Medikamente gegen den Bluthochdruck Anwendung finden. Auch die Mutterkornalkaloide (aus dem Mutterkorn Secale cornutum) besitzen eine solche Wirkung, wobei diese v. a. gegen Migräne (z. B. Dihydergot®) und Durchblutungsstörungen (z. B. Hydergin®) eingesetzt werden. Synthetische α-Blocker sind z. B. Heitrin®, Cardular®, Ebrantil® und Minipress®. Als Nebenwirkungen treten aufgrund der Blutdrucksenkung Kopfschmerzen und Schwindel sowie Müdigkeit auf (◻ Tab. 2.23).

β-Rezeptorenblocker (β-Blocker, Betablocker) Diese sperren hauptsächlich die β1-Rezeptoren, sodass die Herzfrequenz abnimmt, die Schlagkraft sinkt und deshalb der Sauerstoffverbrauch des Herzens vermindert ist. Dies macht man sich v. a. zur Bekämpfung der Angina pectoris und bei Bluthochdruck zunutze. Die Nebenwirkungen

◘ Tab. 2.23 α-Rezeptorenblocker

Wirkstoff	Handelsname
Bunazosin	Andante®
Doxazosin	Cardular®
Prazosin	Minipress®
Terazosin	Heitrin®
Urapidil	Ebrantil®

◘ Tab. 2.24 β-Rezeptorenblocker (β-Blocker, Betablocker)

Wirkstoff	Handelsname
Atenolol	Tenormin®
Bisoprolol	Concor®
Dilatrend	Querto®
Metoprolol	Beloc®
Nebivolol	Nebilet®
Pindolol	Visken®

sind u. a. Schwindel, Durchblutungsstörungen und Kontraktion der Atemwege, sodass sie für Asthmatiker wenig geeignet sind.

Eine neue Substanz mit ganz kurzer Wirkdauer ist Esmolol (Brevibloc®). Esmolol kann nur intravenös verabreicht werden und ist v. a. für die Notfallmedizin gedacht.

Daneben gibt es Betablocker mit mehr oder weniger ausgeprägter Kardioselektivität oder zusätzlich Eigenschäften. Carvedilol besitzt neben der Blockade der Beta-Rezeptoren auch eine Hemmung der α-Rezeptoren. Nebivolol wirkt zusätzlich gefäßdilatierend (◘ Tab. 2.24).

❯ Da es nach dem Absetzen des β-Blockers oft zu einer erhöhten Herztätigkeit kommt, muss das Arzneimittel langsam abgesetzt werden, um einen Herzinfarkt oder Angina-pectoris-Anfall zu vermeiden (Reboundeffekt).

2.7.2 Arzneimittel, die den Parasympathikus beeinflussen

Der Parasympathikus dient i. A. der Erholung des Körpers. Die Erregungsübertragung vom parasympathischen Nervensystem auf das Erfolgsorgan erfolgt mit Hilfe des Botenstoffes Acetylcholin. Nachdem Acetylcholin seinen Rezeptor aktiviert hat, wird es im synaptischen Spalt durch das Enzym Acetylcholinesterase abgebaut.

Acetylcholin löst folgende Wirkungen aus:
- Herabsetzung von Herzkraft und -frequenz,
- Erweiterung der Blutgefäße in der Peripherie,
- Erhöhung der Produktion von Speichel,
- Schweiß und Magensaft,
- Pupillenverengung (Miosis),
- Erhöhung der Spannung der Muskulatur im Magen-Darm-Trakt, in den Bronchien und im Uterus sowie Kontraktion der Harnblasenmuskulatur.

2.7.3 Parasympathikomimetika

▪ Direkte Parasympathikomimetika

Arzneimittel, die wie Acetylcholin das parasympathische Nervensystem aktivieren können, werden als direkte Parasympathikomimetika bezeichnet (◘ Tab. 2.25). Sie haben gegenüber Acetylcholin den Vorteil, dass sie eine größere Halbwertszeit besitzen, d. h. längere Zeit wirksam sind. Anwendung finden sie zur Therapie des erschlafften Blasen- oder Darmmuskels und zur Behandlung des Glaukoms (grüner Star).

Nebenwirkungen sind Durchfall und Schweißausbrüche. Nicht angewendet werden sollen diese Stoffe bei Asthma bronchiale und Herzinsuffizienz.

▪ Indirekte Parasympathikomimetika

Sie hemmen das acetylcholinabbauende Enzym Acetylcholinesterase, sodass der Botenstoff den Rezeptor länger aktivieren kann

◻ Tab. 2.25 Direkte Parasympathomimetika

Wirkstoff	Handelsname
Carbachol	Isopto-Carbachol® (lokale Anwendung); (Carbachol)® Doryl® (systemische Anwendung)
Pilocarpin	Pilomanol® (lokale Anwendung) Augentropfen

◻ Tab. 2.26 Indirekte Parasympathomimetika

Wirkstoff	Handelsname
Neostigmin	Neostigmin®
Physiostigmin	Anticholium®
Pyridostigmin	Mestinon®
Distigminbromid	Ubretid®

◻ Tab. 2.27 Parasympatholytika

Wirkstoff	Handelsname
Atropin	Atropin®
Butylscopolamin	Buscopan®
Trospiumchlorid	Spasmex®
Tropicamid	Mydriatikum Stulln®

(◻ Tab. 2.26). Die Wirkungen und Nebenwirkungen entsprechen denen der direkten Parasympathikomimetika.

■ **Parasympathikolytika**

Die Parasympatholytika dämpfen das parasympathische Nervensystem durch Blockierung der Acetylcholinrezeptoren an den Erfolgsorganen (◻ Tab. 2.27). Solche Medikamente werden zur Lösung von Krämpfen der Magen-Darm-Muskulatur, des Uterus und des Blasenschließmuskels eingesetzt. Gute Dienste leisten die Parasympathikolytika auch in der Narkosevorbereitung, da sie die Schleim-

sekretion der oberen Luftwege reduzieren. Als Diagnostikum zur
Pupillenerweiterung (Mydriasis) vor augenärztlichen Untersuchungen werden sie ebenfalls gerne eingesetzt.

Nebenwirkungen Herzrasen und Akkomodationsprobleme (Vorsicht im Straßenverkehr und beim Bedienen von Maschinen). Deshalb dürfen diese Stoffe nicht bei Glaukom und nicht bei Patienten mit koronarer Herzkrankheit angewendet werden.

2.8 Mittel, die einen epileptischen Anfall verhindern (Antiepileptika)

Epilepsien sind, meist immer wiederkehrende, Anfälle von Krämpfen (Muskelspasmen besonders der Skelettmuskulatur). Ermöglicht wird die Verkrampfung durch eine erniedrigte Krampfschwelle des motorischen Systems. Man kann 2 Epilepsieformen unterscheiden:

- **Großer Anfall:** Meist wird er durch Vorzeichen wie Unruhe, Angst und einen Initialschrei (Aura) eingeleitet. Der Aura folgt die Krampfphase; Urin- und Stuhlabgang sind in diesem Zustand möglich, ebenso Schaumbildung vor dem Mund. Der große Anfall endet oft mit einem Tiefschlaf.
- **Kleiner Anfall:** Hier verkrampft sich nicht der gesamte Körper, sondern es treten nur Zuckungen in Armen und Beinen auf. Oft wird das Bewusstsein für kurze Zeit unterbrochen (Absenzen).

Folgen mindestens 3 große Anfälle kurz nacheinander, so spricht man auch vom Status epilepticus.

> ❯ **Wichtig für den Patienten ist, dass er sofort entsprechende Gegenstände (wenn es sein muss, auch eine Schuhsohle) in den Mund gelegt bekommt, da sonst die Gefahr besteht, dass er sich die Zunge während der Krampfphase abbeißt.**

Eine medikamentöse Therapie ist meist ein Leben lang durchzuführen, sodass die Medikamente aufgrund der langen Therapiedauer nur geringe Nebenwirkungen aufweisen dürfen. Sonst bestünde die Gefahr der kumulativen Intoxikation (❑ Tab. 2.28).

◻ **Tab. 2.28** Antiepileptika

Wirkstoff	Handelsname
Carbamazepin	Tegretal®
Clonazepam	Rivotril®
Eslicarbazepin	Zebenix®
Gabapentin	Neuontin®
Lamotrigin	Lamictal®
Levetiracetam	Keppra®
Lacosamid	Vimpat®
Oxcarbazepin	Trileptal®
Phenobarbital	Luminal®
Phenytoin	Zentropil®
Pregabalin	Lyrica®
Primidon	Mylepsinum®
Tiagabin	Gabitril®
Topiramat	Topamax®
Valproinsäure	Ergenyl®; Orfiril®
Vigabatrin	Sabril®
Zonisamid	Zonegran®

2.9 Antiparkinsonmittel

Die Parkinsonkrankheit wurde nach dem englischen Arzt James P. Parkinson benannt und stellt eine Störung des Hirnstoffwechsels dar. Acetylcholin (1. Botenstoff) wird gegenüber Dopamin (2. Botenstoff) vermehrt bzw. Dopamin wird vermindert gebildet. Typische Kennzeichen der Parkinsonkrankheit sind Akinese (Bewegungsarmut), Tremor (Zittern) und Rigor (Verspannung).

Mögliche Therapieansätze müssen entweder vermehrt Dopamin zuführen oder die Acetylcholinkonzentration verringern, damit wieder ein Gleichgewicht zwischen beiden Botenstoffen im Gehirn zustande kommt.

◘ Tab. 2.29 Anticholinergika

Wirkstoff	Handelsname
Trihexyphenidyl	Artane®
Biperiden	Akineton®
Metixen	Tremarit®

- **Anticholinergika**

Die zentral wirksamen Anticholinergika sind Stoffe, welche das Überangebot von Acetylcholin im Gehirn herabsetzen und v. a. Tremor und Rigor bekämpfen (◘ Tab. 2.29). Als Nebenwirkungen treten in erster Linie Müdigkeit und Störungen im vegetativen Nervensystem auf.

- **Arzneimittel, die den Dopaminspiegel erhöhen**

Dopamin selbst ist als Therapeutikum unwirksam, da es die Blut-Hirn-Schranke nicht überwinden kann. Die Vorstufen des Dopamins, z. B. Levodopa, eine Aminosäure, passieren aber diese Sperre.

Um zu vermeiden, dass das Levodopa schon im großen Kreislauf zu Dopamin umgewandelt wird, kann man Schutzstoffe wie Carbidopa und Benserazid zusätzlich geben.

Arzneistoffe sind:

- Levodopa (z. B. Larodopa®),
- Levodopa + Benserazid (z. B. Madopar®),
- Levodopa + Carbidopa (z. B. Nacom®).

Andere Therapieansätze sind z. B. der Versuch der Verlängerung der Wirkung von Dopamin und Levodopa durch Hemmung eines Enzyms, welches Dopamin und Levodopa umbaut. Es handelt sich hierbei um das Enzym COMT (Catechyl-O-Methyl-Transferase). Medikamente, welche COMT hemmen, sind Entacapon (Comtess®) und Tolcapon (Tasmar®). Neu ist auch die Dreier-Kombination aus Levodopa, Carbidopa und Entacapon namens Stalevo®.

Dopamin wird außerdem noch im zentralen Nervensystem durch eine besondere Art der MAO (Mono-Amino-Oxidase), näm-

◻ Tab. 2.30 Indirekte Dopaminkonzentration-steigernde Medikamente

Wirkstoffe	Handelsname
Levodopa + Benserazid	Madopar®
Levodopa + Carbidopa	Nacom®
Levodopa + Carbidopa + Entacapon	Stalevo®
Entacapon	Comtess®
Tolcapon	Tasmar®
Selegilin	Antiparkin®
Rasagilin	Azilect®

◻ Tab. 2.31 Direkte Dopaminagonisten

Wirkstoff	Handelsname
Bromocriptin	Pravidel®
Cabergolin	Cabaseril®
Lisurid	Dopergin®
Pergolid	Parkotil®
Pramipexol	Sifrol®
Ropinirol	Requip®
Rotigotin	Neupro® Pflaster

lich der MAO B abgebaut. Eine Blockade dieses Enzyms hat ebenfalls erhöhte Dopaminspiegel zur Folge.

Wirkstoffe hierfür sind in Selegilin (Antiparkin®, Movergan®) und Rasagilin (Azilect®) (◻ Tab. 2.30). Beide sind irreversible Hemmstoffe der MAO B.

❯ Zur Therapie der Depression werden MAO-Hemmstoffe wie z. B. Moclobemid eingesetzt. MAO-Hemmstoffe blockieren den Abbau von Dopamin, Serotonin und Noradrenalin im zentralen Nervensystem.

Eine andere Überlegung ist, künstliche Stoffe zu finden, die wie Dopamin die entsprechenden Dopaminrezeptoren aktivieren können. Die in ◻ Tab. 2.31 genannten Wirkstoffe versuchen wie Dopamin die

Dopaminrezeptoren zu stimulieren und somit die Krankheit für den Patienten etwas erträglicher zu gestalten. Der Vorteil dieser synthetischen Pharmaka ist, dass sie im Unterschied zu Dopamin selbst oral appliziert werden können. Es ist hier nochmals zu erinnern, dass Dopamin selbst nicht über die Blut-Hirn-Schranke ins zentrale Nervensystem gelangen kann – weder bei oraler noch bei parenteraler Verabreichung.

> ❯ Eine ursprünglich als Infektionsprophylaxe entwickelte Substanz, Amantadin (PK-Merz®), hat sich ebenfalls in der Parkinson-Therapie bewährt. Allerdings ist bis heute der genaue Wirkmechanismus unklar.

2.10   Mittel zur Therapie der Alzheimerkrankheit

Demenzerkrankungen, wie z. B. Morbus Alzheimer, werden immer häufiger festgestellt, wobei ein Grund sicherlich in der Überalterung der Gesellschaft liegt. Allein hohes Alter ist jedoch nicht der Grund für den Gedächtnisverfall. Es können auch jüngere Menschen an Demenz erkranken.

Das Problem der Alzheimerkrankheit liegt darin, dass sie bis heute nicht heilbar ist. Man kann jedoch den Gedächtnisverfall mit modernen Medikamenten verzögern und somit den Patienten länger aktiv bleiben lassen, sodass der Pflegefall erst später eintritt. Gegen die aufkommenden Halluzinationen, Wahnvorstellungen und Aggressionen sind Neuroleptika im Einsatz. Dies soll zum einen den Patienten selbst helfen und zum anderen aber auch das Umfeld entlasten.

Die Ursache der Alzheimerdemenz liegt darin, dass im zentralen Nervensystem Acetylcholin produzierende Zellen absterben. Der dadurch entstehende Mangel an Acetylcholin für zum Gedächtnisverfall.

Die Ursache des Untergangs der Acetylcholin produzierenden Zellen ist unbekannt. Acetylcholin selbst direkt zu verabreichen ist nicht möglich, da die Bioverfügbarkeit zu gering ist. Deshalb wurde nach Medikamenten geforscht, die den Abbau von Acetylcholin hemmen und somit direkt das Angebot von Acetylcholin im zentralen Nervensystem verbessern. Die entdeckten Wirkstoffe hem-

▣ Tab. 2.32 Acetylcholinesterase-Hemmstoffe und andere Antidementiva	
Wirkstoff	**Handelsname**
Donepezil	Aricept®
Galantamin	Reminyl®
Rivastigmin	Exelon®
Memantine	Ebixa® (Interaktion mit dem Botenstoff Glutamat)

men die Acetylcholinesterase, ein Enzym, welches Acetylcholin abbaut. ▣ Tab. 2.32 gibt die verfügbaren Acetylcholinesterase-Hemmstoffe wieder. Galantamin ist dabei ein Wirkstoff, der als Rohstoff aus Maiglöckchen gewonnen wird.

Die Wirkung von Ginkgo-biloba-Präparaten ist umstritten.

❯ **Die Therapie der während der Alzheimererkrankungen entstehenden Wahnvorstellungen und Aggressionen wird mit atypischen Neuroleptika, wie z. B. Risperidon (Risperdal®), durchgeführt.**

Auf den Blutkreislauf wirkende Stoffe

H. Plötz, *Pflege mini Arzneimittel*,
DOI 10.1007/978-3-642-41559-3_3,
© Springer-Verlag Berlin Heidelberg 2014

Der große Kreislauf bezeichnet den Organismus aus Gefäßsystem und Herz. Der kleine Kreislauf ist der Herz-Lungen-Kreislauf (◘ Abb. 3.1). In der Peripherie gibt das Blut Sauerstoff und Nährsalze an die Organe ab und nimmt Kohlendioxid und Stoffwechselschlacken auf. In der Lunge wird dann Kohlendioxid mit der Atemluft ausgeatmet und Sauerstoff ins Blut aufgenommen. Das Blut dient somit einmal als Transportmittel für Nährstoffe und Sauerstoff, zum anderen hält es auch die normale Körpertemperatur von 36–37°C aufrecht.

3.1 Das Blut und seine Bestandteile

Die Gesamtblutmenge eines erwachsenen Menschen beträgt ungefähr 6 Liter. Einen Überblick über die Bestandteile des Blutes gibt ◘ Abb. 3.2.

▪ Rote Blutkörperchen (Erythrozyten)

Diese machen den größten Teil der zellulären Blutbestandteile aus. Sie enthalten den roten Blutfarbstoff (Hämoglobin) und transportieren Sauerstoff.

Ein wichtiger Wert im Blutlabor ist die **Blutkörperchen-Senkungsgeschwindigkeit**, auch kurz Blutsenkung (BKS) genannt. Sie ist ein Maß für die Geschwindigkeit, mit der die Erythrozyten in einem Röhrchen sedimentieren, d.h. sich am Boden des Gefäßes absetzen. Liegt eine Entzündung vor, so ist die Senkungsgeschwindigkeit stark erhöht.

Unter **Anämie** versteht man das Auftreten von »Blutarmut«. Blutarmut kann ausgelöst werden durch Blutverlust (z.B. nach Unfall) oder durch Mangel an funktionsfähigen roten Blutkörperchen (z.B. wegen mangelnder Vitamin B_{12}-Zufuhr oder zu wenig Eisen im Blut).

Die Erythrozyten werden unter Einfluss des aus der Niere stammenden Hormons Erythropoetin in den Stammzellen des roten Knochenmarks gebildet (◘ Abb. 3.3). Nun gibt es Erkrankungen die einen Abfall der roten Blutkörperchen zur Folge haben. Hierzu zählen z.B. Therapie von Tumorerkrankungen (Chemo- oder Strahlentherapie) oder chronische Nierenschäden. Mit der gezielten Gabe

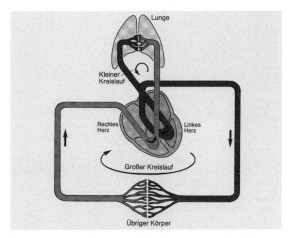

□ Abb. 3.1 Schematische Darstellung der Verbindung der beiden Herzhälften mit dem kleinen und großen Kreislauf. (Aus: Schmidt u. Thews 1990)

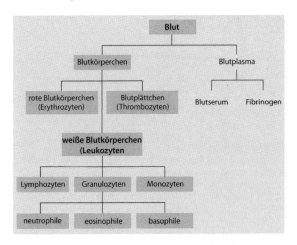

□ Abb. 3.2 Bestandteile des Blutes. (Aus: Schiebler u. Schmidt 1991)

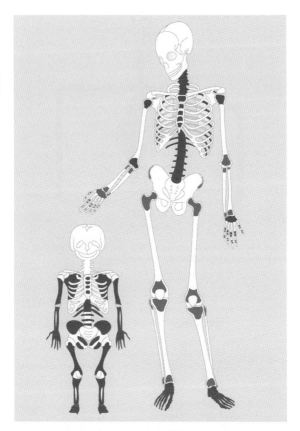

◻ Abb. 3.3 Darstellung der blutbildenden Knochenmarkbereiche beim Kind und beim Erwachsenen. Beim Kind wird in den langen Röhrenknochen noch Blut gebildet, beim Erwachsenen befindet sich in diesen das Fettmark. Blutbildung findet beim Erwachsenen nur noch in den würfelförmigen und den platten Knochen statt

◘ Tab. 3.1 Erythropoetine	
Wirkstoff	**Handelsname**
Epoetin alfa	Erypo®
Epoetin beta	NeoRecormon®
Epoetin theta	Eporatio®
Darbepoetin	Aranesp®

von gentechnischem oder künstlichem Erythropoetin ist es möglich, die Erythrozytenproduktion zu erhöhen.

Medikamente sind hierzu die gentechnischen Erythropoetine Epoetin alfa (Erypo®) oder Epoetin beta (NeoRecormon®). Das »künstliche Erythropoetin« (Darbepoetin alfa) Aranesp® hat den Vorteil, dass das Dosierungsintervall auf bis zu 7 Tage ausgedehnt werden kann (◘ Tab. 3.1).

- **Weiße Blutkörperchen (Leukozyten)**

Sie dienen im Blut als eine Art Gesundheitspolizei, die eingedrungene Bakterien, Pilze oder Viren unschädlich machen kann. Allgemein gilt also, dass die weißen Blutkörperchen einen Großteil des Immunsystems ausmachen.

Besonders während der Chemotherapie werden die Leukozyten stark dezimiert. Dies bedeutet für den Krebspatienten zum einen, dass er einem erhöhten Infektionsrisiko ausgesetzt ist. Sollten die Leukozyten ganz dramatisch absinken, muss man sogar einen Therapieabbruch kalkulieren.

Granulozyten Dennoch gibt es auch hier durch den Einsatz von gentechnisch gewonnenen Medikamenten Abhilfe. Diese erhöhen die Produktion der Leukozyten, sodass sich der geschwächte Körper schneller wieder erholen kann (◘ Tab. 3.2).

Blutplättchen (Thrombozyten) Diese kleinsten aller festen Blutbestandteile dienen dem schnellen Verschluss von Schäden (Löchern) der Blutgefäße. Sie sind somit eine Art »Klempner« im Blutsystem. Auch die Thrombozyten können krankheitsbedingt drastisch ver-

◘ Tab. 3.2 Granulozyten-koloniestimulierende Faktoren

Wirkstoff	Handelsname
Filgrastim	Neupogen®
Filgrastim Biosimilar	Rastigastim®
Pegfilgrastim	Neulasta®
Lenograstim	Granocyte®
Molgramostim	Leucomax® (nicht mehr im Handel)

ringert werden. Beispiele sind die Heparin-induzierte Thrombozytopenie, Krebstherapie oder auch spezielle Formen der Verbrauchskoagulopathie. Bereits heute ist auch ein gentechnischer Wachstumsfaktor für Thrombozyten in Entwicklung. In USA wird das Medikament unter dem Namen Neumega® (Oprelvekin) schon verwendet.

> ❯ Plasma ist die von allen Blutzellen befreite Blutflüssigkeit. Serum nennt man Plasma, dem die Gerinnungsfaktoren entzogen wurden.

3.2 Stoffe, die das Blutgerinnungssystem beeinflussen

Das Gerinnungssystem besteht aus einer ganzen Reihe ineinander greifender Prozesse, an deren Ende die Bildung des Fibrinnetzes steht (◘ Abb. 3.4). Durch Einlagerungen von Blutzellen bildet sich daraus der endgültige Verschluss.

Wurde aufgrund einer Überaktivität der Blutplättchen ein zu großer Blutpfropf gebildet, kommt es leicht zu Gefäßverschlüssen bzw. zu Durchblutungsstörungen. Um dies zu verhindern, kann man Stoffe einsetzen, die entweder die Blutgerinnung vermindern (Antikoagulanzien, Thrombozytenaggregationshemmer) oder die einen bereits bestehenden Blutpfropf wieder auflösen können (Fibrinolytika).

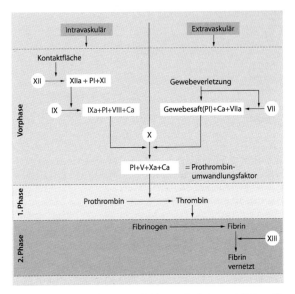

Abb. 3.4 Schema der Blutgerinnung. Im Zentrum der Gerinnung steht der auf 2 Arten (intra- und extravaskulär) aktivierbare Faktor X, der in seiner aktivierten Form zusammen mit Phospholipid (Pl), dem Faktor V und Kalzium (Ca) als Prothrombin-Umwandlungsfaktor bezeichnet wird. In Phase 1 wandelt er Prothrombin in Thrombin um, das dann in Phase 2 Fibrinogen in Fibrin umwandelt

■ **Thrombozytenaggregationshemmer**

Arterielle Gefäßverschlüsse (Thromben/Embolien) haben ihre Ursache primär in der Zusammenballung (Aggregation) von Thrombozyten. Folgende Wirkstoffe werden als Thrombozytenaggregationshemmer in der Therapie verwendet.

Azetylsalizylsäure (ASS) Die Azetylsalizylsäure hemmt in den Thrombozyten ein Enzym namens Cyclooxygenase (COX). Diese Hemmung ist irreversibel und verhindert die Entstehung von Thromboxan A2. Ohne Thromboxan A2 können die Thrombozyten

◘ Tab. 3.3 Antikoagulanzien	
Wirkstoff	**Handelsname**
Azetylsalizylsäure (ASS)	Aspirin 100®
Ticlopidin	Tiklyd®
Clopidogrel	Plavix®
Prasugrel	Efient®
Ticagrelor	Brilique®

sich nicht zusammenballen. Auf diese Weise können Gefäßverschlüsse vermieden werden. Die Dosierung von ASS als Thrombozytenaggregationshemmer beträgt in der Regel nur zwischen 30 und 300 mg. Wegen der irreversiblen Hemmung der COX in den Thrombozyten beträgt die Wirkdauer bis zu 7–10 Tage, da erst wieder eine neue Generation an Thrombozyten gebildet werden muss, die eine intakte COX aufweisen (◘ Tab. 3.3).

Clopidogrel und Prasugrel Clopidogrel (Plavix®) und Prasugrel (Efient®) hemmen irreversibel den ADP-Rezeptor auf den Thrombozyten. Dies bedeutet, dass ADP nicht mehr andocken kann und die ADP-vermittelte Thrombozytenaggregation ausbleibt. Diese Hemmung ist bei beiden Wirkstoffen irreversibel, sodass die Wirkung so lange anhält, bis wieder eine neue Generation an Thrombozyten entstanden ist (7–10 Tage). Die Indikation für diese Stoffe ist die Prophylaxe von atherothrombotischen Ereignissen bei Herzinfarkt, Schlaganfall, akutem Koronarsyndrom und auch bei Vorhofflimmern. Im akuten Zustand wird zuerst eine hohe »loading dose« verabreicht (bis 600 mg Clopidogrel und 60 mg Prasugrel).

Ticagrelor Ticagrelor (Brilique®) hemmt ebenfalls die ADP-vermittelte Thrombozytenaggregation, allerdings auf etwas anderem Weg als Clopidogrel und Prasugrel. Zudem ist die durch Ticagrelor ausgelöste Hemmung reversibel, sodass die Wirkdauer kürzer ist. Der Wirkeintritt von Ticagrelor ist früher als bei Clopidogrel und Prasugrel, da Ticagrelor kein Prodrug ist, sondern sofort direkt an den

Thrombozyten wirken kann. Momentan ist die Indikation für diesen Arzneistoff noch auf die Prophylaxe von atherothrombotischen Ereignissen bei akutem Koronarsyndrom oder Herzinfarkt beschränkt. Ticagrelor sollte auch in Kombination mit ASS verwendet werden.

- **Antikoagulanzien**

Die Antikoagulanzien werden eingesetzt, um zu verhindern, dass sich im venösen Teil des Blutkreislaufs zu große Thromben (Pfröpfe) bilden können. Die Gefahr der Thromben besteht darin, dass sie u. U. mit dem Blut weggespült werden und dann die Blutzufuhr zur Lunge (Lungenembolie*) oder in den Herzkranzgefäßen (Herzinfarkt) verstopfen können. Um ein Maß für die Gerinnbarkeit des Blutes zu haben, wurde die **Quick-Zeit** eingeführt. Aktuell wird nicht mehr vom Quick-Wert gesprochen, sondern vom INR-Wert (international norm of ratio). Dies bedeutet, dass je niedriger der Quick-Wert, desto höher die INR, desto weniger aktiv ist die Blutgerinnung. Ein Quick von 31% ist einer INR von 2,3 gleich. Ein Quick von 100% (volle Blutgerinnung) entspricht einer INR von 1,0.

Der Quick-Wert ist die Zeit, die das Blut benötigt, um einen Blutkuchen zu bilden.

Heparin Das ist ein eigentlich körpereigenes Makromolekül (Riesenmolekül), das v. a. in Lunge und Darm vorkommt. Es hemmt die Blutgerinnungsfaktoren, sodass es nicht zur Thrombenbildung kommen kann. Die Wirkung tritt sofort und ohne Verzögerung ein, sodass Heparin auch in der Akutphase des Herzinfarktes zur Verminderung thromboembolischer* Komplikationen gegeben werden kann. Heparin verbindet sich mit dem körpereigenen α_2-Globulin Antithrombin III (AT III, auch als Fertigarzneimittel z. B. als Kybernin® oder Atenativ® erhältlich) und hemmt in Kombination mit AT III folgende Blutgerinnungsfaktoren: IXa, Xa, XIa und XIIa. Dadurch wird die Thrombinbildung stark reduziert (Abb. 3.4). Für die Therapie bzw. für die Thromboseprophylaxe bei immobilen Patienten, die z. B. aufgrund einer Ruhigstellung der Beine einen Gipsverband tragen müssen, stehen verschiedene Arten von Heparin zur Verfügung.

■ **Tab. 3.4** Niedermolekulare Heparine

Wirkstoff	Handelsname
Certoparin	Mono Embolex®
Dalteparin	Fragmin®
Enoxaparin	Clexane®
Nadroparin	Fraxiparin®/Fraxodi®
Reviparin	Clivarin®
Tinzaparin	Innohep®
Fondaparinux	Arixtra® (Pentasaccarid)

Unfraktioniertes Heparin Präparatebeispiele sind Heparin ratiopharm® oder Heparin rotexmedia®. Diese Heparine besitzen sowohl eine ausgeprägte antithrombotische als auch eine starke antikoagulatorische Wirkung. Sie sind auch für Hochrisikopatienten (z. B. in der Hüftchirurgie) geeignet und außerdem relativ kostengünstig. Der Nachteil ist die antikoagulatorische Potenz, sodass nach dem Einstich der Heparinspritze meist durch subkutane Blutungen unschöne Hämatome (Blutergüsse) auftreten können. Dieser Effekt entsteht infolge des verzögerten Wundverschlusses durch Blutplättchen und Fibrin, verursacht durch das unfraktionierte Heparin. Die Halbwertszeit der unfraktionierten Heparine ist relativ kurz, sodass i. d. R. 3-mal am Tag ca. 5000 I.E. appliziert werden müssen.

Niedermolekulare fraktionierte Heparine Als Alternative stehen die niedermolekularen, fraktionierten Heparine zur Verfügung (■ Tab. 3.4). Sie besitzen in erster Linie eine ausgeprägte antithrombotische Wirkung, die antikoagulatorische Potenz ist weit geringer (Fertigmedikamente sind z. B. Fragmin®, Clivarin® und Clexane®, Mono Embolex®). Ein Vorteil dieser Stoffgruppe liegt in der längeren Halbwertszeit, sodass eine 1-malige Gabe pro Tag ausreicht. Außerdem gibt es aufgrund der nur noch schwach ausgeprägten antikoagulatorischen Wirkkomponente sehr viel weniger Hämatome an den Einstichstellen. Das Einsatzgebiet der niedermolekularen Heparine umfasst dabei die Thromboseprophylaxe vor operativen Eingriffen mit niedrigem, mittlerem oder hohem Risiko und auch die Therapie von Thrombosen, wie z. B. tiefe Beinvenenthrombosen oder Lungenembolie. Daneben haben einige niedermolekulare Heparine, wie z. B. Enoxaprin, die Zulassung zur Thromboseprophylaxe bei internistischen, kardiologischen und onkologischen Patienten. Entsprechend dem Einsatzgebiet müssen die niedermolekularen Heparine besonders dosiert werden.

- **Pentasaccharide**

Eine Weiterentwicklung ist die Einführung ultrakurzer Heparinmoleküle in die Prophylaxe und Therapie der Gerinnungsstörungen. Untersuchungen haben gezeigt, dass aus dem Riesenmolekül Heparin (Ursprung Schweinedarm) Untereinheiten von 5 »Zuckermolekülen« reichen, um ein hervorragende gerinnungshemmende Wirkung zu erzielen. Ein solches Pentasaccharid ist Fondaparinux (Arixtra®). Der Vorteil dieser neuen Substanzklasse liegt darin, dass es sich zum einen um einen selektiven Faktor Xa-Inhibitor handelt, der im Gegensatz zu den bisher in der Therapie eingesetzten Heparinen nicht dauerhaft an Antithrombin III gebunden sein muss, sodass ein Molekül Pentasaccharid mehrmals zur Wirkung kommen kann. Zum anderen ist das gerinnungshemmende Potential deutlich intensiver als im Vergleich zu den Standard- oder niedermolekularen Heparinen (Studien an über 7500 Patienten zeigten auch eine signifikante Risikominderung für tiefe Beinvenenthrombosen bei großen orthopädischen Operationen im Vergleich zu niedermolekularen Heparinen). Die Nebenwirkungen scheinen dabei sogar weniger zu werden. Ein weiterer großer Vorteil liegt im Herstellungsprozess. Mussten bisher Schweinedärme extrahiert werden (v. a. Importe aus China), um den Rohstoff Heparin zu erhalten, so kann das Pentasaccharid, da es im Prinzip ja nur aus 5 Zuckereinheiten aufgebaut ist, im Labor vollsynthetisch hergestellt werden. Es wird hiermit eine weitere Unabhängigkeit von den natürlichen Quellen erreicht.

Nebenwirkungen Als Nebenwirkung der Heparintherapie müssen Haarausfall und Blutungen der Haut (v. a. an der Einstichstelle) in Kauf genommen werden. Bei Verdacht auf Blutungsneigung,

z. B. bei Magengeschwür, dürfen die Heparine wegen der Gefahr eines zu großen Blutverlustes nicht gegeben werden. Daneben reagieren einige Patienten auf Heparin mit einer sehr schweren Allergie, die auch Heparin induzierte Thrombozytopenie (HIT II) bezeichnet wird. Entwickelt ein Patient eine »HIT II«, muss sofort das Heparin abgesetzt werden. Die Weiterführung der antithrombotischen Therapie muss dann mit Heparinoiden oder Hirudinen erfolgen.

■ **Heparinoide**

Heparinoide sind Moleküle, die ähnlich aufgebaut sind wie Heparin, aber eine Heparin induzierte Thrombozytopenie auslösen. Sie dürfen deshalb auch HIT-Patienten weitergegeben werden. Das momentan verfügbare Medikament ist Danaparoid (Orgaran®). Es wird wie Heparin subkutan oder intravenös verabreicht und hemmt aufgrund ähnlicher Prinzipen die Blutgerinnung wie beim Heparin.

■ **Hirudine**

Blutegel gehören schon seit ewigen Zeiten mit zum Arzneischatz der Medizin. Lange Zeit aber waren diese Tiere von der Schulmedizin vergessen. Erst Probleme, die bei der Therapie mit den Heparinen im Laufe der Zeit auftraten, wie z. B. die Heparin-induzierte Thromozytopenie Typ II, haben zu einem Umdenken geführt. Für Patienten, die auf Heparin allergisch reagieren, aber dennoch die Thrombin-hemmende Wirkung der Heparine benötigen, sind die Blutegelinhaltsstoffe (Hirudine) oftmals die einzige Therapiealternative. Der Vorteil des extrahierten Hirudins liegt darin, dass Hirudin aus 65 Aminosäuren aufgebaut ist und direkt ohne Vermittlung von Antithrombin III Thrombin hemmt (Heparin ist ein Polysaccharid).

Die Gewinnung von Hirudin aus Blutegeln ist jedoch sehr mühsam und wiederum abhängig von den natürlichen Gegebenheiten. Deshalb stehen uns heute zwei gentechnisch gewonnene Hirudine zur Verfügung.

Lepirudin (Refludan®) ist für die Infusionstherapie geeignet (nicht mehr im Handel). Desirudin (Revasc®) ist für die subkutane Therapieform bei der prophylaktischen Gabe zugelassen.

Tab. 3.5 Thrombininhibitoren	
Wirkstoff	**Handelsname**
Danaparoid (Heparinoid)	Orgaran®
Lepirudin (Hirudin)	Refludan®
Desirudin (Hirudin)	Revasc®
Bivalirudin	Angiox®
Argatroban	Argatra®

Ein abgewandeltes Hirudin mit 20 Aminosäuren anstelle der ursprünglichen 65 ist Bivalirudin (Angiox®). Bivalirudin hemmt direkt Thrombin, sodass der gerinnungshemmende Effekt sehr schnell eintritt. Thrombin aber kann selbst Bivalirudin im Laufe der Zeit inaktivieren, sodass organunabhängig die Wirkung wieder aufgehoben wird. Zugelassen ist Bivalirudin bei Patienten mit perkutaner Koronargefäßkatheterisation.

- **Künstliche, direkte Thrombininhibitoren**

Abgesehen von den Extrakten der Blutegel ist man weiterhin auf der Suche nach Substanzen, die direkt Thrombin hemmen und die im Labor künstlich herzustellen sind.

Argatroban (Argatra®) ist ein L-Arginin-Derivat, welches wie die Hirudine direkt Thrombin hemmt und chemisch hergestellt werden kann (◘ Tab. 3.5). Argatroban hemmt die Bildung von Fibrin, die Aktivierung zahlreicher Gerinnungsfaktoren und scheint auch Einfluss auf die Thrombozytenaggregation zu haben.

Der Einsatz von Argatroban ist bei Patienten angezeigt, die einer parenteralen antithrombotischen Therapie bedürfen, aber an einer HIT II leiden.

Cumarine Diese Stoffe haben die gleiche Wirkung wie Heparin, nur ist der Wirkungseintritt verzögert. Es sind Gegenspieler zum Vitamin K, welches zur Bildung der Gerinnungsfaktoren nötig ist, d. h., sie verdrängen das Vitamin K, sodass keine bzw. weniger Gerinnungsfaktoren synthetisiert werden können. Cumarine finden ihren Einsatz in der Langzeittherapie.

> ❯ Während der Schwangerschaft und Stillzeit dürfen diese
> Stoffe nicht gegeben werden, da sie die Plazentaschranke über-
> winden und auch in die Muttermilch übergehen können. Beim
> Säugling bzw. Embryo kann es dann zu inneren Blutungen oder
> Blutverlusten schon bei kleinen Verletzungen kommen.

Ein gutes Gegenmittel bei der Überdosierung von Cumarinen ist
Vitamin K: es kann die Cumarine bei Überschuss wieder verdrängen. Während der Cumarintherapie muss die INR/Quick-Zeit regelmäßig überprüft werden und darf einen bestimmten Wert nicht
überschreiten.

Fertigarzneimittel sind z. B. Coumadin® (Warfarin) und
Marcumar® (Phenprocoumon).

Antikoagulanzien Eine Alternative zu den langwirksamen und
schwer einzustellenden Cumarinen sind die oralen Thrombin- bzw.
Faktor-X-Inhibitoren (❒ Tab. 3.6). Sie können wie Cumarine oral
eingenommen werden, haben aber wie die Heparine einen schnellen Wirkeintritt und eine relative kurze Wirkdauer. Zugelassen sind
diese neuen oralen Antikoagulanzien zur Prophylaxe von Thrombosen bei chirurgischen Eingriffen und auch zur Prophylaxe von
Embolien und Schlaganfall bei Patienten mit Vorhofflimmern.

Ein Nachteil der neuen oralen Antikoagulanzien ist, dass es kein
eigentliches Antidot gibt. Im Notfall wird versucht, die Blutungen
mit PPSB ca. 2000 I.E. oder mit dem gentechnischen Faktor VII
(Novo Seven®) zu stillen. Glücklicherweise ist die Wirkdauer dieser
Antikoagulanzien mit max. 24 Stunden relativ kurz. Dies bedeutet,
dass, wenn irgendwie möglich, am besten die Wirkdauer abgewartet
und dann erst ein chirurgischer Eingriff vorgenommen werden sollte.

■ **Fibrinolytika**

Normalerweise werden Thromben (Fibringerinnsel), nachdem sie
das »Loch« im Gefäßsystem abgedeckt haben und es durch Gewebe
»geflickt« worden ist, durch körpereigene Stoffe wieder aufgelöst.
Dies ermöglicht somit wieder einen normalen Blutfluss durch die
Blutgefäße. Ist nun dieses System geschwächt, defekt oder handelt es
sich um bereits sehr stark gealterte Thromben, die sehr schwer aufzulösen sind, so können dem Körper Arzneistoffe gegeben werden,

▢ Tab. 3.6 Orale Antikoagulanzien

Wirkstoff	Handelsname	Art der Wirkung
Phenprocoumon	Marumar®	Vitamin-K-Antagonist
Warfarin	Coumadin®	Vitamin-K-Antagonist
Apixaban	Eliquis®	Faktor-Xa-Inhibitor
Dabigatran	Pradaxa®	Thrombininhibitor
Rivaroxaban	Xarelto®	Faktor-Xa-Inhibitor

▢ Tab. 3.7 Fibrinolytika

Wirkstoff	Handelsname
Alteplase	Actilyse®
Reteplase	Rapilysin®
Streptokinase	Streptase®
Tenecteplase	Metalyse®
Urokinase	Urokinase Medac®

die diese Gerinnsel auflösen, die sog. Fibrinolytika. Heparin und Cumarin haben auf bereits bestehende Thromben keinen Einfluss mehr, sie können nur verhindern, dass das Fibringerinnsel sich weiter vergrößert. Einsatz finden die Fibrinolytika bei Lungen- und Venenthrombosen sowie beim Herzinfarkt (▢ Tab. 3.7).

■ **Hämostyptika**

Bisher wurden Stoffe angesprochen, die ein überaktives Gerinnungssystem dämpfen sollen. Jedoch gibt es auch Patienten, bei denen das Gerinnungssystem nicht effektiv genug arbeitet (»Bluter«), sodass die betroffenen Personen immer wieder an Blutungen leiden bzw. schon bei kleinen Verletzungen große Blutverluste haben. Eine verzögerte Blutgerinnung (INR-/Quick-Wert) bzw. Blutstillung (Hämostase) kann bedingt sein durch:

— Mangel an Gerinnungsfaktoren (Koagulopathien),
— Veränderung der Thrombozytenfunktion oder -zahl,
— Veränderungen im Gefäßsystem.

▣ Tab. 3.8 Blutgerinnungsfaktoren	
Faktor I	Haemocomplettan®
Faktor VII	Novo Seven®
Faktor VIII	Hämate®, Wilate®
Faktor IX	Faktor IX SDN®
Faktor XIII	Fibrogamin®
Mischung von Faktoren	PPSB, Beriplex®, Octaplex®

▣ Tab. 3.9 Antifibrinolytika	
Wirkstoff	**Handelsname**
Aprotinin	Trasylol®
Tranexamsäure	Cyklokapron®
Aminomethylbenzoesäure	Pamba®

Der Mangel an Gerinnungsfaktoren kann auch durch einen Mangel an Vitamin K bedingt sein, sodass oft schon die Gabe von Vitamin-K-Präparaten, wie z. B. Konakion®, Besserung verschafft.

Liegen bestimmte Gerinnungsfaktoren in verminderter Zahl vor, z. B. Faktor VIII (Hämophilie A) oder Faktor IX (Hämophilie B), so können diese in Form einer Infusion gezielt gegeben werden (▣ Tab. 3.8).

- **Antifibrinolytika**

Arzneistoffe, wie z. B. Streptokinase oder Alteplase, sind in der Lage, bereits bestehende Gerinnsel wieder aufzulösen. Gesteuert wird dieser Prozess über das körpereigene fibrinolytische System (Plasminogen und Plasmin). In vielen pathologischen Zuständen wie z. B. Schock, Sepsis oder Tumorerkrankungen wird das körpereigene Fibrinolysesystem extrem gesteigert. Mit bestimmten Antifibrinolytika ist es nun möglich, überschießende Blutungen zu vermeiden bzw. zu stoppen.

Aprotinin (Trasylol®) ist ein Protein, welches bei i.v.-Gabe die Fibrinolyse schnell zu stoppen vermag (derzeit nicht im Handel).

Mit den beiden synthetisch gewonnenen Antifibrinolytika Tranexamsäure (Cylklokapron®) und p-Aminomethylbenzoesäure (Gumbix®, Pamba®) sind ähnliche Erfolge z. T. auch bei der oralen Gabe möglich (◘ Tab. 3.9).

Auf Herz und Gefäßsystem wirkende Stoffe

H. Plötz, *Pflege mini Arzneimittel*,
DOI 10.1007/978-3-642-41559-3_4,
© Springer-Verlag Berlin Heidelberg 2014

Das Herz ist ein Hohlmuskel mit 2 Kammern und 2 Vorhöfen; es zieht sich eigenständig zusammen (kontrahiert; ◘ Abb. 4.1).

Wenn man sich vor Augen hält, dass das Herz 70-mal in der Minute schlägt und dies Tag und Nacht, so kommen auf ein durchschnittliches Menschenleben von 80 Jahren 3.000.000.000 (3 Mrd.) Schläge. Da ist es durchaus einmal möglich, dass die Kraft des Herzens abnimmt oder Störungen im Gefäßsystem auftreten.

4.1   Stoffe, die die Kontraktionskraft des Herzens steigern

Ursachen, die eine Herzmuskelschwäche (Herzinsuffizienz) begünstigen können:

— ständige Überlastung durch zu hohen Blutdruck,
— Herzklappenfehler, sodass ein geordneter Blutfluss nicht mehr möglich ist,
— Herzrhythmusstörungen, sodass die aufeinander abgestimmte Kontraktion von Kammern und Vorhöfen gestört ist,
— verminderte Sauerstoff- und Nährstoffzufuhr zum Herzen, die oftmals zusätzlich die Herzarbeit einschränkt.

▪ Herzglykoside

Eine große Bedeutung bei der Behandlung der Herzinsuffizienz haben heute immer noch die Herzglykoside (◘ Tab. 4.1). Das sind Inhaltsstoffe aus Pflanzen wie Digitalis, Maiglöckchen, Oleander und Meerzwiebel. Sie werden entweder unverändert oder chemisch leicht abgewandelt angewendet.

> ❯ **Sämtliche Herzglykoside besitzen eine sehr kleine therapeutische Breite und müssen äußerst genau dosiert werden.**

Wirkung Durch Verabreichung von Herzglykosiden wird die Kontraktionskraft des Herzens verbessert, sodass wieder genügend Blut in den Kreislauf gepumpt und abgesaugt werden kann. Außerdem wird die Schlagfrequenz normalisiert. Dies alles hat zur Folge, dass das Herz kräftiger, dafür aber auch langsamer schlagen kann, sodass seine Lebensdauer erhöht wird. Ein Auto, das ständig mit Vollgas

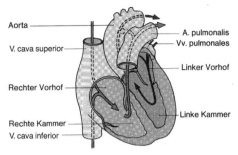

Abb. 4.1 Frontalansicht des eröffneten Herzens und der großen angeschlossenen Gefäße. Die Richtung der Blutströmung ist durch Pfeile symbolisiert. (Aus: Schmidt u. Thews 1990)

gefahren wird, verschleißt sich auch schneller als eines, das immer im normalen Drehzahlbereich gehalten wird. Der verbesserte Blutkreislauf fördert auch die Nierendurchblutung, sodass die Diurese (Harnausscheidung) zunimmt und Ödeme (Wasseransammlungen im Gewebe) damit ausgeschwemmt werden können.

> **Aufgrund der Verlangsamung der Herzfrequenz dürfen die Herzglykoside nicht bei Patienten mit Bradykardie, d. h. mit einer Pulsschlagfrequenz von <55/min angewendet werden.**

Nebenwirkungen Kaliumverlust: Durch erhöhte Diurese, v. a. zu Beginn der Therapie, wird vermehrt Kalium ausgeschieden. Werden dazu noch anthrachinonhaltige Abführmittel (z. B. Sennesblätter)

Tab. 4.1 Herzglykoside

Wirkstoff	Handelsname
Beta-Acetyldigoxin	Novodigal®
Digitoxin	Digimerck®
Digoxin	Lanicor®
Metyldigoxin	Lanitop®

◘ Tab. 4.2 Katecholamine

Wirkstoff	Handelsname
Dopamin	Dopamin ratio®
Dobutamin	Dobutamin Carino®
Dopexamin	Dopacord® (in Deutschland nicht im Handel)

◘ Tab. 4.3 Phosphodiesterase-Inhibitoren

Wirkstoff	Handelsname
Enoximon	Perfan®
Milrinon	Corotrop®
Sildenafil	Revatio®

eingenommen, so kommt es zu starken Kaliumverlusten. Kalium ist aber für die rhythmische Kontraktion des Herzmuskels sehr wichtig, sodass durch einen Mangel an diesem Mineral leicht Arrhythmien und Herzinsuffizienz auftreten können. Patienten sollten auf die Wechselwirkung von Herzglykosiden und Abführmitteln, die Anthrachinone enthalten, hingewiesen werden. In der Klinik sollten solche Laxanzien (Abführmittel) dann nicht eingesetzt werden.

▪ Katecholamine

In gewissen Notfällen können auch die Katecholamine, d. h. die Überträgerstoffe des sympathischen Nervensystems wie z. B. Dopamin oder das Derivat Dobutamin, für kurze Zeit gute Dienste leisten, v. a. bei Intensivpatienten. Die Therapie wird dann in Form von Dauerinfusionen durchgeführt (◘ Tab. 4.2).

▪ Phosphodiesterase-Inhibitoren

Ebenfalls für Notfälle sind die Hemmstoffe des Enzyms Phosphodiesterase reserviert. Die Phosphodiesterase erzeugt für den Herzmuskel eine spezielle Form der Energie (cAMP), sodass der Herzmuskel wieder kräftiger (positiv inotrop) und rhythmischer schlagen kann. ◘ Tab. 4.3 zeigt die derzeit in der Notfalltherapie zur Verfügung stehenden Vertreter dieser Wirkstoffgruppe.

□ Tab. 4.4 Medikamente gegen Bradykardie	
β-Sympathimimetika	z.B. Orciprenalin (Alupent®)
Parasympatholytika	z.B. Atropin

4.2 Stoffe, die den Herzrhythmus beeinflussen (Antiarrhythmika)

Das Herz schlägt rhythmisch ungefähr 70-mal in der Minute. Kommt es nun durch Störungen der Erregungsbildung oder der Erregungsleitung im Herzen zu einer unregelmäßigen Schlagfrequenz, so spricht man von **Arrhythmie**.

Liegt die Frequenz (gleich, ob regelmäßig oder nicht) unter 50 Schlägen in der Minute, so nennt man das **Bradykardie**, liegt sie über 100/min, so handelt es sich um eine **Tachykardie**.

■ **Medikamente zur Therapie der Bradykardie**

β-Sympathomimetika aktivieren das sympathische Nervensystem am Herzen – mit der Folge, dass die Herzfrequenz und die Kontraktionskraft steigen (z. B. Alupent®) (□ Tab. 4.4).

Parasympatholytika verringern die hemmenden Einflüsse des parasympathischen Nervensystems am Herzen, sodass die Herzfrequenz und die Kontraktionskraft wieder ansteigen (z. B. Atropin).

■ **Medikamente zur Therapie von Tachykardie und Arrhythmie**
— Chinidinartige Stoffe: z. B. Chinidin-Duriles®, Novocamid® (beide nicht mehr im Handel)
— Lidocainartige Stoffe: z. B. Mexitil®
— Andere Stoffe, z. B. in Tambocor® (Flecainid), Rytmonorm® (Proprafenon)

Diese 3 Gruppen von Arzneimitteln hemmen den Natriumeinstrom in der Zelle und somit durch Verlangsamung der Erregungsleitung die Herzfrequenz. Sie werden auch als Antiarrhythmika der Klasse I bezeichnet.

β-Blocker Diese werden auch Klasse-II-Antiarrhythmika genannt werden (▶ Abschn. 4.1.3 und ▶ Abschn. 4.2.1).

Amiodaron Dieses Klasse-III-Antiarrhythmikum hemmt durch Beeinflussung der Kaliumpermeabilität im Herzmuskel die Schlagfrequenz. Fertigarzneimittel dieser Gruppe sind z. B. Cordarex® und Cordarone®.

Kalziumantagonisten

— Diese werden auch als Klasse-IV-Antiarrhythmika bezeichnet; sie vermindern durch Beeinflussung des Kalziumeinstroms die Schlagfrequenz, z. B. Verapamil (Isoptin®) oder Diltiazem (Dilzem®; ▶ Abschn. 4.1.3 und 4.2.1).

Adenosin Eine Neuentwicklung für spezielle Notfälle bei Patienten mit Tachykardie ist das Adenosin (Adrekar®). Adenosin ist eigentlich eine körpereigene Substanz, die bei vielen biochemischen Prozessen im Körper beteiligt ist (ATP = Adenosin-tri-phosphat). Adenosin interagiert mit einem Enzym namens Adenylatcyclase, sodass im Herzen Kaliumkanäle geöffnet und Kalziumkanäle geschlossen werden. Die Folge davon ist, dass die Überleitungsgeschwindigkeit vermindert wird und die Tachykardie abnimmt (negativ dromotroper Effekt).

IF-Strom Ein kürzlich entdeckter Mechanismus zur Steuerung des Sinusknotens und damit der Herzfrequenz ist die Hemmung des sogenannten IF-Stroms. Der IF-Strom bewirkt die spontane diastolische Depolarisation im Sinusknoten und hat somit eine Art Schrittmacherfunktion im Herzen. Der einzige erhältliche Wirkstoff ist zur Zeit Ivabradin (Procoralan®) (❑ Tab. 4.5).

4.3   Koronartherapeutika

Die Koronararterien versorgen den Herzmuskel mit Blut, d. h. mit Sauerstoff und Nährstoffen. Sind diese kleinen Gefäße z. B. durch sklerotische* Veränderungen eingeengt, so wird der Herzmuskel ungenügend versorgt und es kommt zum Herzinfarkt bzw. zu einer

◻ **Tab. 4.5** Medikamente gegen tachykarde Rhythmusstörungen

Antiarrhythmika Klasse I	Chinidin	Chinidin Duriles®
Antiarrhythmika Klasse I	Mexiletin	Mexitil®
Antiarrhythmika Klasse I	Flecainid	Tambocor®
Antiarrhythmika Klasse I	Propafenon	Rytmonorm®
Antiarrhythmika Klasse II	Metoprolol	Beloc®
Antiarrhythmika Klasse II	Bisoprolol	Concor®
Antiarrhythmika Klasse III	Amiodaron	Cordarex®
Antiarrhythmika Klasse III	Dronedaron	Multaq®
Antiarrhythmika Klasse IV	Verapamil	Isoptin®
Antiarrhythmika Klasse IV	Diltiazem	Dilzem®
Adenosin	Adenosin	Adrekar®
Ivabradin	Ivabradin	Procorolan®

Angina pectoris*. Etwa ein Drittel der Todesfälle in der westlichen Welt sind durch den Herzinfarkt bedingt. Dies zeigt deutlich, welche Bedeutung den Koronartherapeutika in Zukunft zukommen wird.

Angina pectoris* (enge Brust) bezeichnet das Herzstechen, welches aufgrund mangelnder Sauerstoffversorgung des Herzmuskels zustande kommt. Die u. U. sehr starken Schmerzen können aber auch in die Brust, linke Schulter und linken Oberarm ausstrahlen.

Beim Herzinfarkt sind große Teile des Herzmuskels unterversorgt, und es kommt zum Absterben von Teilen des Muskelgewebes.

Notwendige Eigenschaften von Koronartherapeutika

- Rasche Kupierung (Abbruch) des Angina-pectoris-Anfalles
- Verhinderung eines Angina-pectoris-Anfalles
- Verhinderung bzw. Verminderung des Herzinfarktrisikos
- Verminderung des Sauerstoffverbrauchs, z. B. durch Senkung der Herzfrequenz
- Erhöhung des Sauerstoffangebots durch Arzneimittel, welche die Koronararterien erweitern
- Verhinderung von Krämpfen (Spasmen) der Koronargefäße, sodass eine ständige Blutversorgung gewährleistet ist

▫ Tab. 4.6 Nitrate	
Wirkstoff	**Handelsname**
Glyceroltrinitrat	Nitrolingual®; Nitroderm® TTS
Isosorbidmononitrat	Corangin®
Isosorbiddinitrat	Isoket®
Pentaerythryltetranitrat	Pentalong®
Molsidomin	Corvaton®

Die zu diesen Zwecken eingesetzten Arzneistoffklassen werden nachfolgend beschrieben.

Nebenwirkungen Allgemein ist zu den Nebenwirkungen dieser 3 Stoffgruppen zu sagen, dass insbesondere zu Beginn der Behandlung aufgrund der gefäßerweiternden Wirkung Kopfschmerz, Schwindel und Wärmegefühl auftreten können. Der Kopfschmerz nach Nitrateinnahme beispielsweise kann über Stunden andauern. Auch unerwünschte bzw. zu starke Blutdrucksenkungen sind möglich.

- **Nitrate**

Die Nitrate werden schon seit langer Zeit zur Verhinderung und Therapie des Angina-pectoris-Anfalles eingesetzt. Sie erweitern durch direkten Angriff an die Gefäßmuskulatur das Lumen* der Gefäße, sodass es zu einer Blutdrucksenkung und damit zu einer Entlastung des Herzens kommt. Dies bedeutet, dass der Herzmuskel weniger Sauerstoff benötigt (▫ Tab. 4.6).

- **β-Sympatholytika (β-Blocker)**

Sie dämpfen das Herz in Bezug auf die Schlagfrequenz und die Kontraktionskraft. Dies führt wieder dazu, dass der Herzmuskel weniger Sauerstoff benötigt (▫ Tab. 4.7).

- **Kalziumantagonisten**

Die Kalziumantagonisten hemmen je nach Dosis den Kalziumeinstrom in das Zellinnere des Herzmuskels bzw. in die arteriel-

◘ Tab. 4.7 β-Sympatholytika	
Wirkstoff	**Handelsname**
Atenolol	Tenormin®
Bisoprolol	Concor®
Metoprolol	Beloc zok®

◘ Tab. 4.8 Kalziumantagonisten	
Wirkstoff	**Handelsname**
Amlodipin	Norvasc®
Diltiazem	Dilzem®
Nifedipin	Adalat®
Nisoldipin	Baymcard®
Nitrendipin	Bayotensin®
Verapamil	Isoptin®

len Blutgefäße. Da Kalziumionen für die Kontraktion wichtig sind, wird zum einen die Kontraktionskraft des Herzens vermindert und zum anderen werden die Arterien erweitert, sodass der Blutdruck sinkt. Beides führt dazu, dass sich der Sauerstoffbedarf des Herzmuskels verringert. Die Kalziumantagonisten werden auch gegen Bluthochdruck und Herzrhythmusstörungen eingesetzt (◘ Tab. 4.8).

4.4 Auf den Blutdruck wirkende Stoffe

Der Blutdruck wird in der Einheit mmHg angegeben und besteht immer aus 2 Zahlen: dem oberen (systolischen) und dem unteren (diastolischen) Wert.

Systole und Diastole Mit **Systole** bezeichnet man den höchsten Blutdruck, der bei der Kontraktion (Zusammenziehen) der linken

Herzkammer in z. B. der A*. brachialis des Oberarms mit einem Blutdruckmessgerät festgestellt werden kann. Die **Diastole** ist der niedrigste Blutdruck, der beim Entspannen des Herzens nach dem Ende der Kontraktion gemessen werden kann.

- Normaler Blutdruck: Systole <145 mmHg, Diastole <90 mmHg
- Grenzwertblutdruck: Systole 145–165 mmHg, Diastole 90–95 mmHg
- Bluthochdruck: Systole >165 mmHg, Diastole >95 mmHg

4.4.1   Behandlung des hohen Blutdrucks

Die »Deutsche Liga zur Bekämpfung des hohen Blutdruckes e. V.« empfiehlt zur Behandlung der Hypertonie ein schrittweises Vorgehen. Zuerst sollte versucht werden, ohne Arzneimittel den Bluthochdruck zu regulieren. Ein normales Körpergewicht, der Verzicht auf Nikotin (Zigarette) und auf übermäßig viel Salz können schon einen Erfolg zeigen. Daneben sollen die Patienten zum mäßigen Sport angehalten werden. Auch Entspannungstechniken wie Autogenes Training können sehr nützlich sein. Führt dies nicht zum gewünschten Ziel, wird versucht, mit einem einzelnen Medikament den Bluthochdruck zu reduzieren. Dabei bekommen jüngere Hypertoniker (an Bluthochdruck leidende Patienten) meist β-Rezeptorenblocker, ältere dagegen meist Diuretika (harntreibende Mittel). Die nächste Stufe in diesem Schema ist dann eine Dosiserhöhung (Mehreinnahme) des eingesetzten Medikaments. Ist auch dies nicht zum Erfolg gekrönt, so wird ein zweites, danach evtl. ein drittes Arzneimittel zusätzlich gegeben. Wichtig ist aber, dass für jeden einzelnen Patienten die für ihn spezifische Therapie und die für ihn geeigneten Medikamente ausgewählt werden. Eine für alle Hypertoniker anzuwendende Behandlungsmethode gibt es nicht. Hier muss der Arzt individuell behandeln.

❏ Tab. 4.9 Vasodilatoren	
Wirkstoff	**Handelsname**
Dihydralazin	Nepresol®
Minoxidil	Lonolox®

❏ Tab. 4.10 α-Rezeptorenblocker	
Wirkstoff	**Handelsname**
Doxazosin	Diblocin®
Prazosin	Minipress®
Terazosin	Heitrin®
Bunazosin	Andante®
Urapidil	Ebrantil®

Therapieschema zur Behandlung des hohen Blutdruckes
- Nichtmedikamentöse Therapie
- Medikamentöse Therapie
  - 1. Stufe: ein Medikament
  - 2. Stufe: Dosiserhöhung des ersten Arzneimittels
  - 3. Stufe: Hinzufügen eines zweiten Medikaments
  - 4. Stufe: Hinzufügen eines dritten Arzneimittels

▪ **Stoffe, die die Gefäßmuskulatur entspannen**

Diese Arzneistoffe erweitern v. a. die kleineren Arterien, sodass der periphere Widerstand reduziert wird. Teilweise werden auch die Venen erweitert, sodass der venöse Rückstrom zum Herzen vermindert ist und auch dadurch der Blutdruck abnimmt.

▪ **α-Sympatholytika**

- Diese Stoffe hemmen die Kontraktion der Arterien, sodass die Lumenvergrößerung zu einer Blutdrucksenkung führt (❏ Tab. 4.10).

◘ Tab. 4.11 Antisympathotonika

Wirkstoff	Handelsname
Clonidin	Catapresan®
Methyldopa	Presinol®
Moxonidin	Cynt®
Resperpin	Briserin®

◘ Tab. 4.12 β-Rezeptorenblocker

Wirkstoff	Handelsname
Metoprolol	Beloc®
Pindolol	Visken®
Propranolol	Dociton®
Atenolol	Tenormin®
Bisoprolol	Concor®

- **Antisympathotonika**
- Sie unterdrücken die sympathischen Impulse, sodass der Sympathikustonus gesenkt wird (◘ Tab. 4.11). Dies hat zur Folge, dass auch der Blutdruck sinkt.

- **β-Rezeptorenblocker**

Diese Gruppe von Arzneimitteln (meist kurz β-Blocker genannt) senkt die Herzfrequenz und die Kontraktionskraft des Herzmuskels (◘ Tab. 4.12). Dies führt zu einem verminderten Blutausstoß, was mit einem verringerten Blutdruck Hand in Hand geht.

- **Diuretika**
- Die Diuretika verursachen eine vermehrte Urinproduktion, d. h., es wird mehr Wasser ausgeschieden, was ein reduziertes Blutvolumen zur Folge hat. Dies wiederum bedeutet einen niedrigeren Blutdruck (◘ Tab. 4.13).

◘ Tab. 4.13 Diuretika

Wirkstoff	Handelsname
Furosemid	Lasix®
Torasemid	Torem®
Hydrochlorothiazid	Esidrix®
Piretanid	Arelix®

◘ Tab. 4.14 Kalziumantagonisten

Wirkstoff	Handelsname
Nifedipin	Adalat®
Nitrendipin	Bayotensin®
Verapamil	Isoptin®
Amlodipin	Norvasc®
Felodipin	Modip®

- **Kalziumantagonisten**
- Wie bereits bei der Therapie der koronaren Herzkrankheit angesprochen (▸ Abschn. 4.1.3), vermindern die Kalziumantagonisten die Kontraktion der Arterien, was den Blutdruck wieder senken lässt (◘ Tab. 4.14).

- **ACE-Hemmer**

Die Hemmstoffe des Angiotensin-Converting-Enzyms sind die jüngste hier erwähnte Stoffgruppe. Sie wurden aus dem Gift von brasilianischen Schlangen entwickelt. Diese Stoffe verhindern die Bildung von körpereigenen Eiweißstoffen (Proteinen*) (= Angiotensin II), die sehr stark zur Verengung der Blutgefäße beitragen. Wird nun die Bildung dieser körpereigenen Produkte verhindert, so bedeutet dies, dass sich die Blutgefäße weniger kontrahieren, also der Blutdruck gesenkt wird (◘ Tab. 4.15).

▣ Tab. 4.15 ACE-Hemmstoffe	
Wirkstoff	**Handelsname**
Ramipril	Delix®
Captopril	Captopril®
Enalapril	Xanef®
Lisinopril	Acerbon®
Quinapril	Accurpo®
Fosinopril	Fosinorm®
Trandolapril	Udrik®

- **AT-1-Antagonisten**

Eine Weiterentwicklung der ACE-Hemmstoffe stellen die AT-1-Antagonisten dar. ACE-Hemmstoffe verhindern die Bildung der blutdrucksteigernden Substanz Angiotensin II. Angiotensin II bindet nun an spezielle Angiotensin-II-Rezeptoren. Die Folge davon ist eine massive Blutdrucksteigerung. Die AT-1-Antagonisten dagegen blockieren direkt die Bindungsstelle von Angiotensin II, die AT-1-Rezeptoren (▣ Tab. 4.16). Der Vorteil gegenüber ACE-Hemmstoffen liegt in der direkten Wirkung und den dadurch bedingten geringeren Nebenwirkungen (z. B. der typische durch ACE-Hemmstoffe ausgelöste trockene Husten).

- **Renin-Inhibitoren**

Die neueste Entwicklung auf dem Gebiet des Renin-Aldosteron-Angiotensin-Systems ist die Einführung von Renininhibitoren. Renininhibitoren verhindern den ersten Schritt der Kaskade, sodass aus Angiotensinogen kein Angiotensin I mehr entstehen kann. Einziger Vertreter dieser Wirkstoffklasse ist momentan Aliskiren (Rasilez®). Kombiniert wird Aliskiren häufig mit Diuretika (Hydrochlorothiazid).

❯ Patienten, die Antihypertonika bekommen, müssen darauf aufmerksam gemacht werden, dass es durch eine evtl. auftretende zu starke Blutdruckabsenkung zu Ohnmacht und Schwindel kommen kann. Dies gilt insbesondere bei der ersten Ersteinnahme.

◻ **Tab. 4.16** AT-1-Rezeptorblocker

Wirkstoff	Handelsname
Azilsartan	Edarbi®
Candesartan	Blopress®
Eprosartan	Tevetan®
Irbesartan	Aprovel®
Losartan	Lorzaar®
Olmesartan	Votum®
Telmisartan	Micardis®
Valsartan	Diovan®

4.4.2 Behandlung des niedrigen Blutdrucks

Im Allgemeinen gilt der Spruch: »Mit einem niedrigen Blutdruck kann man 100 Jahre alt werden.«

Meist sind die betroffenen Personen leicht ermüdbar und wenig aktiv. Besonders junge Mädchen sind davon betroffen. Gefährlich wird der niedrige Blutdruck erst, wenn die Blutversorgung wichtiger Organe nicht mehr voll gewährleistet ist. Eine Mangelversorgung des Gehirns äußert sich v. a. in Schwindel und Sehstörungen.

Neben der medikamentösen Therapie bringt sportliche Betätigung gute Verbesserungen für die Patienten.

Medikamentös kann man mit Sympathomimetika die Kontraktilität des Herzens erhöhen (z. B. Suprarenin®) oder direkt die Blutgefäße verengen, z. B. Effortil® (Etilefrin) oder Gutron® (Midodrin) (► Abschn. 2.7.1). Die Erhöhung des Venentonus kann v. a. mit Mutterkornalkaloiden bewirkt werden. Ein Fertigarzneimittel hierfür ist z. B. Dihydergot plus® (Mutterkornalkaloide und Etilefrin).

Auf Atemwege und Lunge (Respirationstrakt) wirkende Stoffe

H. Plötz, *Pflege mini Arzneimittel*,
DOI 10.1007/978-3-642-41559-3_5,
© Springer-Verlag Berlin Heidelberg 2014

Zum Respirationstrakt gehören Nase, Luftröhre (Trachea) und Lunge (❏ Abb. 5.1).

Asthma bronchiale, Husten und übermäßige Schleimsekretion beeinflussen den Respirationstrakt negativ. Über die Nase (evtl. den Mund) und die Luftröhre wird Sauerstoff in die Lunge transportiert. In den kleinen Lungenbläschen (Alveolen) wird der Sauerstoff von den Kapillaren aufgenommen, im Austausch wird Kohlendioxid abgegeben und ausgeatmet.

Die Nase befeuchtet und erwärmt die eingeatmete Luft. Die feinen Haare in der Nase filtrieren zudem noch Staubteilchen ab, sodass eine saubere und warme Luft die Lungenflügel erreichen kann.

5.1   Medikamentöse Therapie von Atemwegerkrankungen

5.1.1   Hustenmittel

- **Stoffe, die den Hustenreiz dämpfen (Antitussiva)**

Der normale Hustenreiz dient zum Abhusten von Schleim und ist wichtig, wenn man z. B. Speisen oder Flüssigkeiten beim »Verschlucken« in die Luftröhre gebracht hat. Der Hustenreflex ist also ein Schutzmechanismus, der die Lunge vor Schaden bewahren soll. Dadurch wird auch verständlich, dass die Unterdrückung dieses Reflexes nur in wenigen Ausnahmefällen sinnvoll ist. Der trockene Reizhusten stellt eine solche Indikation* dar. Faktoren, die einen Hustenreiz auslösen können, stimulieren die Hustenrezeptoren in den Atemwegen, die dann über Nervenbahnen die Impulse zum Hustenzentrum in der Medulla oblongata leiten. Hier, d. h. im Gehirn, wird der Hustenvorgang ausgelöst. Ein trockner Reizhusten kann als Postinfekthusten noch bis zu 8 Wochen nach einer bereits überstandenen Infektion des Bronchialtraktes sehr unangenehm auftreten. Auch Medikamente wie z. B. ACE-Hemmstoffe oder β-Blocker können trockenen Reizhusten auslösen. Relativ neu ist auch die Erkenntnis, dass herab fließendes Sekret aus den Nasenhöhlen den Rachenraum reizen kann und dadurch trocken Reizhusten auslöst (»postnasal drip«). Die im abfließenden Schleim enthaltenen Ent-

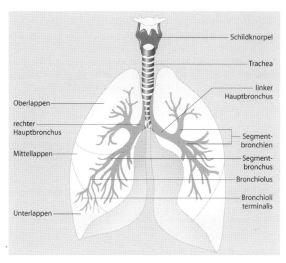

Abb. 5.1 Übersicht über den Atmungsapparat des Menschen

Tab. 5.1 Antitussiva	
Wirkstoff	**Handelsname**
Clobutinol	Silomat® (außer Handel wegen Nebenwirkungen
Codein	Codicaps®
Dextromethorphan	Wick Hustensirup®
Dihydrocodein	Paracodin®
Noscapin	Capval®
Pentoxyverin	Sedotussin®

zündungsmediatoren, wie z. B. Prostaglandine, führen zu einer chemischen und mechanischen Reizung (**Tab. 5.1**).

Gegen den verschleimten Husten dürfen Antitussiva nicht eingesetzt werden, da sie das wichtige Abhusten des Schleimes verhindern. In diesem Fall müssen Expektoranzien* verwendet werden.

■ Tab. 5.2 Sekretolytika

Wirkstoff	Enthalten in
Primelwurzel	Teemischungen
Efeublätter	Prospan®
Spitzwegerichblätter	Plantago Hustensaft Weleda®, Bronchosern®
Eukalyptus	Gelomyrtol®

■ Tab. 5.3 Mukolytika

Wirkstoff	Handelsname
Ambroxol	Mucosolvan®
Acetylcystein	ACC Hexal®
Guaifenisin	Wick Hustenlöser®

- **Auswurffördernde Mittel (Expektoranzien)**

Sekretolytika Diese Stoffe verflüssigen den Schleim durch direkten Angriff auf die schleimproduzierenden Zellen oder steigern die Sekretion reflektorisch über die Magennerven (■ Tab. 5.2).

Mukolytika Diese setzen die Zähflüssigkeit des bestehenden Schleimes herab (z. B. indem sie das Sekret chemisch verändern) und ermöglichen somit sein Abhusten. Hierzu gehören Ambroxol (z. B. Mucosolvan®), Acetylcystein (z. B. ACC®), und Guaifenisin, z. B. in Wick Hustenlöser Sirup® (■ Tab. 5.3).

5.1.2 Asthma bronchiale und seine Behandlung

❯ Unter Asthma bronchiale versteht man eine anfallsweise auftretende Verengung der Atemwege, sodass der Patient in extreme Atemnot gerät, oft verbunden mit Todesangst.

Neben der Verengung der Atemwege liegt häufig ein schlecht transportierbarer, zäher Schleim vor. Daneben treten oft Ödeme in der

◻ Tab. 5.4 Mastzellenstabilisatoren

Wirkstoff	Handelsname
Cromoglycinsäure	Intal®
Ketotifen	Zaditen®
Nedocromil	Irtan®

Bronchialwand auf. Ursache der Verkrampfung der Bronchialmuskulatur sind häufig Allergien.

■ **Stoffe, die die Freisetzung körpereigener, atemwegverengender Substanzen hemmen**

Diese Medikamente können zur Verhütung des Asthmas, nicht aber im akuten Anfall gegeben werden. Ihre Wirkung tritt erst nach mehrtägiger Einnahme auf, sodass sie für den Akutfall nicht zu verwenden sind (◻ Tab. 5.2).

■ **β_2-Sympathomimetika**

Medikamente, die die Bronchialmuskulatur erschlaffen lassen, sind die β_2-Rezeptoragonisten (β_2-Sympathomimetika, ► Abschn. 2.7.2). Diese Stoffe erregen über die Aktivierung der β_2-Rezeptoren im Respirationstrakt das sympathische Nervensystem, was u. a. zur Folge hat, dass sich die Bronchialmuskulatur entspannt. Weniger zur Therapie des akuten Anfalls als zur Langzeitbehandlung werden neuere spezifisch wirkende β_2-Sympothimimetika eingesetzt. Diese Substanzen wirken bis zu 24 Stunden. Hierzu zählen Bambuterol (Bambec®), Salmeterol (Serevent®) oder Formoterol (Oxis®, Foradil®; ◻ Tab. 5.3).

■ **Parasympatholytika**

Die Lungenmuskulatur wird durch das vegetative Nervensystem beeinflusst. Es sind einmal die β_2-Rezeptoren, die bei Aktivierung z. B. durch Adrenalin zur Erweiterung der Lungenbläschen führen. Das parasympathische Nervensystem dagegen bewirkt das Gegenteil. Der Einsatz von Hemmstoffen des parasympathischen Nervensystems, den Muskarinrezeptorblockern oder Parasympatholytika ist

◘ Tab. 5.5 β_2-Sympathomimetika

Wirkstoff	Handelsname
Bambuterol	Bambec®
Formoterol	Foradil®
Indacaterol	Onbrez®
Reproterol	Bronchospasmin®
Salmeterol	Serevent®
Sultanol	Broncho Spray®
Terbutalin	Bricanyl®

◘ Tab. 5.6 Parasympatholytika

Wirkstoff	Handelsname
Ipratropium	Atrovent®
Tiotropium	Spiriva®
Aclidiniumbromid	Bretaris Genuair®
Glycopyrroniumbromid	Sebri Breezhaler®

es nun möglich, einen ähnlichen Effekt zu erzielen wie bei der Gabe von β_2-Rezeptoragonisten (◘ Tab. 5.6).

- **Glukokortikoide**

Die Gabe von Glukokortikoiden wie Cortison hat den Vorteil, dass evtl. in der Lunge ablaufende Entzündungen gestoppt werden, sodass auch die Verkrampfung der Bronchialmuskulatur vermindert wird. Zudem hemmen sie die Schleimsekretion und erleichtern das Abhusten des Schleims. In der Langzeittherapie werden die Kortikoide inhalativ verwendet (◘ Tab. 5.7). Die Nebenwirkungen der Kortikoide (z. B. Schwächung des Immunsystems, Ödembildung) werden durch die vorwiegend lokale Wirkung bei der inhalativen Applikation verringert. Eine häufig gesehene Nebenwirkung der Kortisonsprays, ist der Befall der Mund- und Rachenschleimhaut mit Pilzen (z. B. Candida albicans). Verursacht wird dies durch

⬛ Tab. 5.7 Kortikoide	
Wirkstoff	**Handelsname**
Beclomethason	Junik®
Budesonid	Pulmicort®
Ciclesonid	Alvesco®
Fluticason	Flutide®
Mometason	Asmanex®

lokale Kortisonablagerungen im Mund-Rachen-Raum. Eine einfache Hilfe ist die Mundspülung mit Wasser nach der Kortisoninhalation.

- **Kombinationspräparate**

Die Vielzahl der Asthmatherapeutika, die der Patient täglich einnehmen muss, kann sowohl die Compliance vermindern, d. h. dazu führen, dass der Patient die Therapie ablehnt, zum anderen ist der Patient auch oftmals überfordert, die richtigen Medikamente zur richtigen Zeit zu nehmen. Er muss inhalative Kortikoide, Parasympatholytika und β_2-Sympathikomimentika einnehmen. Daneben hat er noch kurzwirksame Sympathomimetika als Anfallstherapeutika ständig mit sich zu führen. Eine kleine Hilfe sind die Kombinationspräparate, die dafür sorgen, dass mit einer Applikation gleich mehrere Arzneistoffe aufgenommen werden. Natürlich müssen sich die einzelnen Pharmaka von der Wirkung her ergänzen und von der Wirkdauer her sich entsprechen. ⬛ Tab. 5.8 zeigt einige der häufig eingesetzten Kombinationspräparate.

- **Hemmstoffe der Leukotriene**

Die Leukotriene sind Nebenprodukte aus dem Arachidonsäure-Stoffwechsel. Diese körpereigenen Stoffe stellen mit die stärksten Bronchokonstriktoren dar. Bedeutsam sind diese Leukotriene beim Allergie-Asthma und beim Analgetika-Asthma. Die Entwicklung von Leukotrien-Rezeptorantagonisten stellt einen weiteren Therapiefortschritt bei Asthma bronchiale dar. Ein Fertigarzneimittel ist Montelukast (Singulair®).

◻ Tab. 5.8 Kombinationspräparate

Wirkstoffkombinationen		Handelsname
Formoterol	Fluticason	Flutiform®
	Beclomethsason	Foster®/Inuvair®
	Budesonid	Symbicort®
Salmeterol	Fluticason	Viani®/Seretide®
Fenoterol	Ipratropiumbromid	Berodual®
Reproterol	Cromoglycinsäure	Aarane®/Allergospasmin®

■ **Antikörper gegen Ig E Antikörper**

Die Allergene, die zur Asthmaerkrankung führen, zeigen immer die gleiche Reaktionsfolge im Körper. Allergene, seien dies nun Gräserpollen oder Hausstaub, führen zu einem Anstieg der IG E Antikörper, die wiederum zur Freisetzung von Stoffen aus den Mastzellen führen, die z. B. allergisches Bronchialasthma auslösen. Ein solcher aus den Mastzellen freigesetzter Mediator ist z. B. Histamin.

Omalizumab (Xolair®) ist ein künstlicher Antikörper, der an die Ig E Antikörper bindet und somit verhindert, dass Ig E die Allergiekaskade auslösen kann.

5.1.3 Chronisch obstruktive Lungenerkrankung (COPD)

Die chronisch obstruktive Lungenerkrankung (COPD) ist in den modernen Industrieländern immer mehr im Vormarsch. Man schätzt, dass allein in Deutschland bis zu 5 Millionen Menschen an COPD erkrankt sind. Die Ursachen für die Krankheit liegen zum einen im Rauchen. Aber auch Umweltverschmutzung, Feinstaub, berufliche Belastung, Infektionen der Atemwege und Vererbung spielen für die Verbreitung der COPD eine wichtige Rolle.

Im Gegensatz zum Asthma bronchiale liegt beim COPD eigentlich keine allergische Komponente vor. Die funktionelle Beeinträchtigung der Atemwege ist dabei dauerhaft vorhanden (◻ Tab. 5.9).

◨ Tab. 5.9 Medikamente bei COPD

Substanzgruppe	Beispiele
Kurz wirksame Beta-2-Agonisten (SABA)	Salbutamol, Fenoterol oder Terbutalin
Lang wirksame Beta-2-Agonisten (LABA)	Salmeterol, Formoterol und Indacaterol
Kurz wirksame Parasympatholytika (SAMA)	Ipratropium (Atrovent®)
Lang wirksame Parasympatholytika (LAMA)	Tiotropium (Spirva®)
Methyxanthine	Theophyllin
PDE-4-Inhibitoren	Roflumilast (Daxas®)
Inhalative Corticoide (ICS)	Belomethason, Budesonid, Fluticason
Systemische Corticoide	Prednisolon oder Methylprednisolon

Phosphosdiesteraseinhibitoren Als neue Therapieoption bei COPD ist der Phosphodiesterasehemmstoff Roflumilast (Daxas®) hinzugekommen. Roflumilast wirkt als nichtsteroidale Substanz stark entzündungshemmend im Bereich der Bronchien und beeinflusst damit den pulmonalen Entzündungsprozess bei der COPD. Roflumilast ist als Begleitmedikation zur Dauertherapie gedacht.

Auf Niere und Harnwege wirkende Stoffe

H. Plötz, *Pflege mini Arzneimittel*,
DOI 10.1007/978-3-642-41559-3_6,
© Springer-Verlag Berlin Heidelberg 2014

Die Nieren stellen auch ein Rückhaltebecken für lebenswichtige, wasserlösliche Nährstoffe dar. Glukose wird von den Nieren zurückgehalten und wieder dem Stoffwechsel zugeführt. Erst bei Blutzuckerkonzentrationen über 180 mg/dl »bricht« die Nierenschwelle und Glukose ist auch im Urin zu finden. (Diabetes mellitus heißt übersetzt »süßer Harn«.)

Die Nieren nehmen aber auch an der Hormonproduktion teil. Renin, ein in der Niere gebildetes »Hormon«, ist über das Renin-Aldosteron-Angiotensin-System sehr stark an der Blutdruckregulation beteiligt. Erythropoetin, ein Hormon, welches das rote Knochenmark zur Bildung von Erythrozyten anregt, wird ebenfalls in der Niere gebildet.

Auch am Kalzium- und Phosphatstoffwechsel sind die Nieren maßgeblich beteiligt. Das aufgenommene Vitamin D wird in der Leber zu 25-Hydroxy-colecalciferol umgewandelt und in der Niere erst zum vollständigen Vitamin-D-Hormon (1,25 Dihydroxy-colecalciferol) transformiert.

6.1   Stoffe, die die Harnbildung fördern (Diuretika)

Diuretika sind Arzneimittel, die zu vermehrter Harnausscheidung führen. Dies ist v. a. bei Bluthochdruck und Ödemen sehr nützlich. Neben den »künstlichen« Arzneimitteln führen Pflanzen, wie z. B. Spargel, Hopfen, Wacholderbeeren und Brennnessel, zu vermehrter Harnausscheidung.

▪ Pflanzliche Diuretika

Pflanzliche Diuretika führen zu einer milden Diurese. Die Wirkweise von Hopfen, Spargel, Brennnessel, Goldrute, Birkenblätter, Fieberklee oder Alkohol und Kaffee ist weitgehend unbekannt. Aus der Naturheilkunde wissen wir aber von deren Wirkungen. Gute Dienste leisten diese Phytopharmaka bei den so genannten Blutreinigungskuren. Die milde Diurese befreit den Körper von »Schlackenstoffen«, und man kann damit die »Frühjahrskuren« positiv unterstützen. In den meisten Fällen werden die pflanzlichen Diuretika in Form von Tees eingenommen.

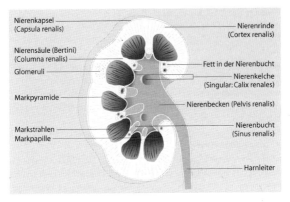

Nierenkapsel (Capsula renalis)

Nierensäule (Bertini) (Columna renalis)

Glomeruli

Markpyramide

Markstrahlen
Markpapille

Nierenrinde (Cortex renalis)

Fett in der Nierenbucht

Nierenkelche (Singular: Calix renales)

Nierenbecken (Pelvis renalis)

Nierenbucht (Sinus renalis)

Harnleiter

◘ **Abb. 6.1** Frontaler Längsschnitt durch eine Niere

■ Osmotische Diuretika

Mannit und Sorbit sind eigentlich Zuckerersatzstoffe, die oral nicht gut resorbiert werden, sodass sie intravenös appliziert werden. Sie können das Gefäßsystem nicht verlassen und werden über die Niere (◘ Abb. 6.1) ausgespült. Beide Zuckerstoffe sind jedoch osmotisch aktiv, sodass sie große Wassermengen an sich binden. Werden sie nun über die Nieren ausgeschieden, so wird das osmotisch gebundene Wasser ebenfalls ausgeschieden. Auf diese Weise wird eine forcierte Diurese erreicht und ein drohendes Nierenversagen u. U. vermieden. Die Elektrolyt-(Mineralsalz-)Ausscheidung wird dabei nur gering beeinflusst. Zu forcierter (künstlich verstärkter) Diurese nach Vergiftungen werden diese Stoffe oft eingesetzt.

Einsatz finden die osmotischen Diuretika, v. a. Mannit (Osmosteril®), auch bei der so genannten »Nierenwässerung« in Verbindung mit der Infusion großer Mengen isotonischer Kochsalzlösungen während der Chemotherapie mit dem nephrotoxischen Cisplatin.

■ Schleifendiuretika

Schleifendiuretika wirken v. a. an der Henle-Schleife in der Niere und bewirken eine vermehrte Wasser-, Chlorid-, Natrium- und Kaliumausscheidung.

Wirkung Die Wirkung dieser Stoffgruppe ist sehr effektiv, sodass je nach Dosis die Diurese beliebig gesteigert werden kann (high ceiling effect).

Fertigarzneimittel Furosemid (Lasix®), Torasemid (Torem® oder Unat®), Piretanid (Arelix®) oder Etacrynsäure (Edecrin® nur noch als Importarzneimittel), mit welchen auch bei schwerer Niereninsuffizienz noch eine Restdiurese aufrechterhalten werden kann.

- **Thiaziddiuretika**

Diese Arzneimittelgruppe wirkt auf das Harnbildungssystem nach der Henle-Schleife. Ebenso wie bei den Schleifendiuretika kommt es zu Wasser-, Natrium-, Chlorid- und Kaliumverlusten. Die Wirksamkeit ist allerdings nicht ganz so groß wie bei den Schleifendiuretika. Im Gegensatz zu anderen Diuretikagruppen wird die Ausscheidung von Kalzium- und Phosphationen vermindert. Das Standard Thiaziddiuretikum ist Hydrochlorothiazid (Esidrix®). Es v. a. als Kombinationspartner bei vielen Herz-Kreislaufmitteln beliebt. So z. B. in Kombination mit dem ACE-Hemmer Ramipril (Delix plus®), mit dem AT1-Antogonsiten Losartan (Lozar plus) oder mit dem β-Blocker Bisoprolol (Concor plus®).

Weitere Arzneistoffe sind Xipamid (Aquaphor®), Indapamid (Natrilix®) oder Chlortalidon (Hygroton®).

- **Kaliumsparende Diuretika**

Diese Diuretikagruppe hat ihren Angriffspunkt am letzten Teil des Harnbildungssystems in der Niere. Ihre Wirkung ist vergleichsweise gering, jedoch vermindern sie die Kaliumverluste, sodass sie oft mit den anderen Diuretika kombiniert werden. Eine große Anzahl von kaliumsparenden Diuretika leitet sich von Spirolactonmolekülen, den so genannten Aldosteronantagonisten ab.

Wirkung Die Wirkung dieser Pharmaka setzt relativ langsam ein und beruht auf Hemmung einer Aldosteron-abhängigen Natrium-Kalium-Pumpe. Die Folge davon ist, dass vermehrt Natrium und weniger Kalium ausgeschieden wird.

Nebenwirkungen Der Nachteil dieser Arzneistoffgruppe liegt in einer relativen Hyperkaliämie. Bedingt durch den Aldosteronantagonismus und die Ähnlichkeit zu den Sexualhormonen muss mit Gynäkomastie und Potenzstörungen bei Männern (antiandrogene Wirkung) und mit Amenorrhö, Hirsutismus und Stimmveränderungen bei Frauen gerechnet werden.

Fertigarzneimittel Arzneistoffe hierfür sind Aldactone® oder auch Osyrol®.

- **Eplerenon**

Ein neu entwickelter Wirkstoff auf diesem Gebiet ist Eplerenon (Inspra®). Eplerenon ist ein Aldosteron-Antagonist, der durch die kompetitive Hemmung von Aldosteron zu erhöhter Wasserausscheidung führt, damit die Vorlast des Herzens senkt und in Kombination mit β-Blockern und anderen Wirkstoffen zur Behandlung der Herzinsuffizienz nach Herzinfarkt eingesetzt wird. Das neue Molekül bindet relativ selektiv an die Mineral-Kortikoid-Rezeptoren. Dadurch sind die Nebenwirkungen wie Hirsutismus (verstärkte Behaarung) oder Gynäkomastie und Impotenz bei Männern relativ schwach ausgeprägt, da diese meistens durch zusätzliche Bindung der Aldosteron-Antagonisten Spironolacton und Kaliumcanrenoat an die Androgen- und Östrogenrezeptoren bedingt sind.

Im Vergleich zu Eplerenon binden Spironolacton und Kaliumcanrenoat 500-mal stärker an die Androgen- und Östrogenrezeptoren, sodass dieses Substanz auch mehr Nebenwirkungen auf diesem Gebiet zeigen.

- **Cycloamidin-Derivate**

Die zweite Wirkgruppe der kaliumsparenden Diuretika blockiert direkt Natriumkanäle im distalen Tubulus und in den Sammelrohren. Diese Pharmaka haben keine Antialdosteron-Wirkung mehr und werden unter der Bezeichnung Cycloamidin-Derivate zusammengefasst. Wirkstoffe sind z. B. Triamteren (enthalten in z. B. Dytide H®, Diucomb®, Turfa®, Neotri® oder Diutensat®) oder Amilorid (enthalten z. B. in Amiloretik®, Diaphal®, Diursan® oder Moduretik®). Charakteristisch für die Gruppe der Cycloamidine ist,

◻ Tab. 6.1 Diuretika

Wirkstoffe/Pflanze	Enthalten in	Wirkweise
Brennnessel	Diuretischen Tees	Pflanzliches Diuretikum
Spargel	Diuretischen Tees	Pflanzliches Diuretikum
Kaffee	Getränken	Pflanzliches Diuretikum
Birkenblätter	Diuretischen Tees	Pflanzliches Diuretikum
Mannit	Osmosteril®	Osmotisches Diuretikum
Furosemid	Lasix®	Schleifendiuretikum
Torasemid	Torem®	Schleifendiuretikum
Piretanid	Arelix®	Schleifendiuretikum
Hydrochlorothiazid	Esidrix®	Thiaziddiuretikum
Xipamid	Aquaphor®	Thiaziddiuretikum
Indapamid	Natrilix®	Thiaziddiuretikum
Chlortalidon	Hygroton®	Thiaziddiuretikum
Spironolacton	Osyrol®	Kaliumsparendes Diuretikum
Eplerenon	Inspra®	Kaliumsparendes Diuretikum
Triamteren	Diucomb®	Kaliumsparendes Diuretikum
Amilorid	Amiloretik®	Kaliumsparendes Diuretikum
Tolvaptan	Samsca®	Vasopressin-Antogonist

dass sie nur in Kombination mit weiteren Diuretika eingesetzt werden (◻ Tab. 6.1).

6.2   Stoffe, die die Harnbildung verringern (Antidiuretika)

Pathologisch gesehen werden in den meisten Fällen Medikamente benötigt, die die Harnausscheidung fördern. Es gibt aber einige sehr seltene Erkrankungen, die es erforderlich machen, die Harnmenge zu reduzieren. Hier ist Diabetes insipidus centralis zu nennen.

Im zentralen Nervensystem, im Hypophysenhinterlappen, werden zwei Hormone ausgesendet. Eines davon ist das Adiuretin (Vasopressin) oder auch antidiuretisches Hormon (ADH) genannt. Das Adiuretin hat die Aufgabe, den Harn zu konzentrieren und Wasser zurückzuhalten. Es erhöht in den distalen Tubuli und v. a. in den Sammelrohren die Durchlässigkeit für Wasser und verstärkt somit die Wasserrückresorption. Die Folge ist eine geringere, dafür aber konzentriertere Harnmenge.

■ Diabetes insipidus centralis

Liegt nun eine verminderte Bildung oder Ausschüttung von ADH vor, so ist verständlich, dass die ausgeschiedene Urinmenge erheblich ansteigt. In Extremfällen werden bis zu 40 l Wasser täglich über die Nieren eliminiert. Massive Kreislaufprobleme und Gerinnungsstörungen (Bluteindickung) sind die Folge. Diese Erkrankung wird als Diabetes insipidus centralis bezeichnet.

Desmopressin

Liegt die Ursache nur in der verminderten Bildung von Adiuretin, so kann das ADH in abgewandelter Form als Medikament gegeben werden. Hierbei handelt es sich um ein Peptidhormon. Es wird in oraler Form als Tablette oder auch als Nasensprays angeboten. Ein Medikament ist z. B. Desmopressin (Minirin® Tablette oder Nasenspray). Minirin® kann aber nur bei der Therapie des Diabetes insipidus centralis erfolgreich sein. Hier wird ein Hormon substituiert, welches im zentralen Nervensystem zu wenig gebildet wird. Diabetes insipidus renalis bedeutet, dass zwar genügend ADH gebildet wird, aber die Rezeptoren in den Sammelrohren nicht mehr darauf ansprechen. Ein Medikament, das gegen Hyponatriämie eingesetzt wird, ist Samsca® (Tolvaptan). Bei Patienten, die zu viel ADH produzieren (SIADH), hat dies zur Folge, dass zu große Mengen Wasser in den Nieren über die Nephrons in den Kreislauf rückresorbiert werden. Dies bewirkt, dass die Elektrolytkonzentration im Blut durch den Verdünnungseffekt stark herabgesetzt wird. Um dann z. B. eine Hyponatriämie zu bekämpfen, kann Tolvaptan gegeben werden. Tolvaptan ist ein Anti-ADH (Anti-Vasopressin), welches zu vermehrter Wasserausscheidung führt. Elektrolyte, v. a. Natrium, werden aber nicht verstärkt eliminiert. Dies bedeutet, dass aufgrund des kleineren Plasmavolumens, nun die Elektrolytkonzentrationen v. a. Natrium wieder relativ ansteigen.

6.3   Therapie des gutartigen Prostataleidens

Es ist eine Krankheit der älteren Männer, dass im Laufe der Jahrzehnte das Wasserlassen immer mehr Schwierigkeiten macht. Meistens handelt es sich um eine gutartige Vergrößerung der Prostatadrüse. Die Prostatadrüse benötigen Männer zur Bildung von Prostaglandinen und zur Erzeugung von befruchtungsfähigen Spermien. Bei der Diagnose ist es sehr wichtig, die gutartige Prostatahyperplasie (= benigne Prostatahyperplasie, BPH) vom Prostatatumor, einer Krebserkrankung zu unterscheiden.

Die BPH ist ein Leiden, das bis zu 100% aller Männer über 75 Jahre haben. Die Symptome sind häufiger Harndrang, verzögerte Miktion, Restharnbildung und z. T. Harninkontinenz.

Die Ursachen für die Größenzunahme der Prostata scheinen durch Dihydrotestosteron, einem Derivat des männlichen Sexualhormons, und durch Estradiol, einem weiblichen Sexualhormon, bedingt zu sein. Als Behandlungsmöglichkeiten stehen neben der operativen Therapie auch verschiedene Medikamente zur Verfügung.

- **Pflanzliche Arzneimittel**

Brennnessel-Extrakte (Bazoton®), Sägepalmextrakte (Talso uno®), Kürbissamen (Prosta Fink®) oder Roggenpollenextrakte (Cernilton®) sollen die Beschwerden lindern. Die Wirkweise beruht auf einer verbesserten Diurese und einer Verkleinerung der Prostata. Jedoch gibt es bisher keine detaillierten wissenschaftlichen Untersuchungen darüber. Jedenfalls können diese Phytopharmaka nahezu nebenwirkungsfrei eingesetzt werden und sind auch in den Apotheken ohne Rezept erhältlich.

- **α_1-Rezeptorblocker**

Die α_1-Rezeptoren finden sich nicht nur Blutgefäßsystem (▶ Kap. 4), sondern es gibt auch eine Untergruppe, die α_{1a}-Rezeptoren, die sich an der glatten Muskulatur der Harnröhre befinden. Eine Blockade der α_1-Rezeptoren führt zu Erschlaffung der Harnröhre und damit zu einem erleichterten Wasserlassen.

α_1-Blocker mit Wirkung auf die Harnröhre sind Alfuzosin (Urion S®, Uroxatral S®), Tamsulosin (Alna®, Omnic 0,4®), Doxazosin (Doxazosin uro Hexal®) und Terazosin (Flotrin uro®). Diese Präparate zeigen kaum eine Blutdrucksenkung und scheinen auch für die Langzeittherapie geeignet zu sein. Ganz speziell für diese Indikation ist der α_1-Blocker Sildosin (Urorec®) entwickelt worden.

- **Testosteron-Blocker**

Testosteron wird in der Prostata mit Hilfe des Enzym 5-alpha Reduktase in Dihydrotestosteron umgewandelt. Dihydrotestosteron ist aber für die Größenzunahme der Prostata verantwortlich. Finasterid (Proscar®) ist ein Hemmstoff der 5-alpha-Reduktase. Mit Hilfe von Finasterid wird nun die Konzentration von Dihydrotestosteron vermindert und somit die Größenzunahme der Prostata gestoppt und z. T. sogar wieder rückgängig gemacht. Eine Finasterid-typische Nebenwirkung ist eine verstärkt auftretende Körperbehaarung, sodass eine 1 mg Tablette von Finasterid unter dem Handelsnamen Procepia® als Haarwuchsmittel im Verkehr ist.

Der zweite verfügbare 5-alpha-Reduktase-Hemmstoff ist Dutasterid (Avodart®). Dieser Hemmstoff wird auch in Kombination mit Tamsulosin als Duadart® angeboten.

6.4   Therapie von Miktionsproblemen

Inkontinenz, d. h. unkontrolliertes Wasserlassen, ist nicht nur ein Problem der älteren Generation. Stressinkontinenz, Reizblase und Inkontinenz bei körperlicher Belastung können auch jüngere Menschen betreffen. Das Problem liegt in der unkontrollierten Abgabe von Urin, wobei die Gesamtmenge an Urin bezogen auf das 24 Stundenvolumen nicht erhöht ist.

Für die betroffenen Patienten ist es wichtig, wieder normal am Alltagsgeschehen teilnehmen zu können. Hilfe wird erreicht, indem man den überaktiven Schließmuskel der Blase etwas ruhig stellt. Dafür können Hemmstoffe des parasympathischen Nervensystems, d. h. Muskarinrezeptorantagonisten gegeben werden ($\Box$ Tab. 6.2). Diese erzeugen durch die anticholinerge Wirkung, eine Ruhigstellung des Blasenschließmuskels. Als Nebenwirkungen treten v. a. Mundtrockenheit, Verstopfung und Tachykardie auf, die sich durch die anticholinergische Wirkung erklären.

◘ Tab. 6.2 Muskarinrezeptor-Antagonisten	
Wirkstoff	**Handelsname**
Darifenacin	Emselex®
Fesoterodin	Toviaz®
Salifenacin	Vesicare®
Tolterodin	Detrusitol®
Trospium	Spasmex®

- **Oxybutinin**

Eine Sonderstellung nimmt der Wirkstoff Oxybutinin ein. Oxybutinin wirkt zum einen als Antagonist zum Muskarinrezeptor, d. h., er hat anticholinerge Wirkungen. Zum anderen besitzt Oxybutinin direkte spasmolytische Eigenschaften. Oxybutinin wird als Tablette (z. B. Dridase®) oder aber auch als Wirkstoffhaltiges Pflaster (z. B. Kentera®) eingesetzt. Ähnliche pharmakologische Eigenschaften hat Propiverin, welches z. B. als Mictonorm® im Handel ist.

- **Duloxetin**

Eine ganz neue Therapiealternative zeigt der Wirkstoff Duloxetin (Yentreve®). Duloxetin ist ein Serotonin-Noradrenalin-Wiederaufnahmehemmstoff. Diese Wirkstoffgruppe gehört eigentlich zu den Antidepressiva. Tierversuche haben aber gezeigt, dass gesteuert über das Rückenmark mit Duloxetin der Schließmuskel der Blase kräftiger wird und auch bei körperlicher Belastung weniger unkontrollierbarer Harnabgang stattfindet. Dies trifft v. a. bei Frauen zu. Deshalb ist Duloxetin (Yentreve®) zur Behandlung der Belastungsinkontinenz bei Frauen zugelassen.

Sollten diese einfachen medikamentösen Therapieoptionen keinen Erfolg bringen, besteht noch die Möglichkeit, Füllstoffe wie Kollagen in das urethrale Gewebe zu injizieren, sodass dieses Gewebe mehr wird und sich die Harnröhre dadurch verengt.

- **Botulinumtoxin**

Eine Alternative besteht darin, Botulinumtoxin (z. B. Botox® oder Neurobloc®) in die Blasenwand zu injizieren, um die Blasenmuskulatur zu entspannen.

Auf Magen und Darm wirkende Stoffe

H. Plötz, *Pflege mini Arzneimittel*,
DOI 10.1007/978-3-642-41559-3_7,
© Springer-Verlag Berlin Heidelberg 2014

Unsere Nahrung, sowohl feste als auch flüssige, besteht aus Wasser, Salzen, Vitaminen, Fetten, Eiweißen und Kohlenhydraten (Zucker).

Die Aufspaltung der Nahrung in kleine, vom Darm resorbierbare Bruchstücke erfolgt mit Hilfe von Enzymen, die im Speichel, Magen-, Darm- und Pankreassaft vorliegen. Somit wird deutlich, dass die Verdauung bereits im Mund beginnt. Der alte Spruch »Gut gekaut ist halb verdaut« hat heute nach wie vor Gültigkeit.

- Die **Kohlenhydrate** werden durch Enzyme im Speichel und Pankreassaft verdaut.
- Die **Eiweißstoffe** werden v. a. im Magen, aber im weiteren auch im Dünndarm bearbeitet.
- **Fette** müssen – bevor sie verdaut werden können – durch die Gallensäuren emulgiert und gelöst werden. Die entsprechenden Enzyme sind im Pankreassaft und in der Galle enthalten, die beide in den Dünndarm abgegeben werden.

Damit Magen und Darm nicht selbst von den Enzymen verdaut werden, sind sie mit einer schützenden Schleimhaut (Mukosa) überzogen (◘ Abb. 7.1). Außer der Schleimhaut haben alle Wände des Verdauungsapparats noch 3 weitere Schichten:

- Submukosa,
- Muskularis (zweischichtige Muskelhaut),
- Serosa.

7.1   Medikamente gegen Säureüberschuss

Die Magensäure ist zwar für die Verdauung unumgänglich, sie kann aber auch die Magen- oder Darmwand angreifen, wenn bestimmte Schutzmechanismen nicht mehr funktionieren. Sodbrennen hat wahrscheinlich schon jeder einmal gehabt. Meist tritt eine schnelle Besserung ein, wenn man ein Glas Wasser trinkt. Wasser verdünnt die Salzsäure, die bei nicht richtig verschlossenem Mageneingang (Kardia) vom Magen in die Speiseröhre (Ösophagus) gelangt.

Bei Magen- oder Darmwandläsionen (Schäden in der Schleimhaut) kann leider nicht so schnell Abhilfe geschaffen werden. Der

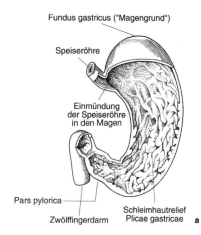

Fundus gastricus ("Magengrund")

Speiseröhre

Einmündung
der Speiseröhre
in den Magen

Pars pylorica

Zwölffingerdarm

Schleimhautrelief
Plicae gastricae   **a**

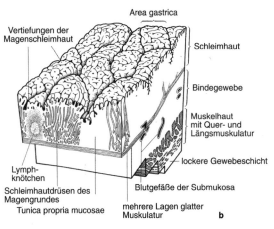

Area gastrica

Vertiefungen der
Magenschleimhaut

Schleimhaut

Bindegewebe

Muskelhaut
mit Quer- und
Längsmuskulatur

lockere Gewebeschicht

Lymph-
knötchen

Schleimhautdrüsen des
Magengrundes

Blutgefäße der Submukosa

Tunica propria mucosae

mehrere Lagen glatter
Muskulatur   **b**

◻ **Abb. 7.1 a,b a** Magen, Schleimhautrelief; **b** Schleimhautrelief und Schichtung
der Magenwand. (Aus: Schiebler u. Schmidt 1999)

Grund für diese Geschwüre liegt einmal in einem Verlust der Magen- und Darmschleimhaut, sodass die Magensäure nicht mehr abgepuffert werden kann und ungehinderten Zutritt zu den darunter liegenden Gewebeschichten hat. Zum anderen kann eine erhöhte Salzsäureproduktion im Magen vorliegen, sodass die eigentlich intakte Schleimhaut einfach überfordert ist.

- **Säurefänger (Antazida)**

Arzneistoffe, die die Magensäure neutralisieren (abpuffern) können, heißen Antazida. Zu ihnen zählen:

Natron Dieser sehr preisgünstige Stoff wurde früher häufig eingesetzt. Jedoch entsteht mit der Salzsäure im Magen Kohlendioxidgas, welches auf die Magen-Darm-Wand drückt. Ein bestehendes Geschwür kann evtl. unter diesem Druck durchbrechen. Deshalb sollte man heute auf Natron verzichten.

Magnesium-Aluminium-Hydroxid Dieses Mittel bewirkt eine schwache, aber sehr schonende Abpufferung der Magensäure.

Magnesium-Aluminium-Silikate Diese entsprechen etwa den Magnesium-Aluminium-Hydroxiden. Die Einnahme der Antazida sollte 1 und 3 h nach der Mahlzeit und abends vor dem Schlafengehen erfolgen. Wichtig ist, dass die Patienten auf die abführende Wirkung von Magnesium und auf die obstipierende* Eigenschaft von Aluminium hingewiesen werden. Die gleichzeitige Einnahme von Tetrazyklinantibiotika oder Chinolonen und Antazida muss wegen der Inaktivierung dieser Antibiotika unterbleiben. Fertigpräparate sind beispielsweise Aludrox®, Ancid®, Gastripan®, Kompensan®, Magaldrat®, Rennie®, Riopan® oder Talcid®.

- **Stoffe, die die Säureproduktion im Magen vermindern**

Besser als die Antazida, die ja nur die überschüssige Säure abfangen, wirken Stoffe, die es erst gar nicht zu einem erhöhten Säurespiegel in Magen- und Darmbereich kommen lassen. Jedoch muss man sich vor Augen halten, dass eine bestimmte Säuremenge für die Verdauung nötig ist. Außerdem sind ja unsere Nahrungsmittel nicht steril, sodass wir ständig Bakterien in den Magen einbringen. Die

◻ Tab. 7.1 H_2-Blocker	
Wirkstoff	**Handelsname**
Cimetidin	Tagamet®
Famotidin	Pepdul®
Ranitidin	Zantic®; Ranitic®

Salzsäure wirkt hier als gutes Desinfektionsmittel, welches die Bakterien schnell abtötet.

- **Stoffe zur Dämpfung der Säureproduktion**

H_2-Blocker Die H_2-Blocker hemmen sehr effektiv die Salzsäureproduktion durch Blockierung der H_2-Rezeptoren an den Belegzellen der Magenschleimhaut, sodass weniger Säure freigesetzt wird. H_2-Blocker werden v. a. abends gegeben. In niedriger Dosierung sind dieses Präparate z.T. verschreibungsfrei in Apotheken erhältlich (◻ Tab. 7.1).

Parasympatholytika Durch Blockade der Muskarinrezeptoren im parasympathischen Nervensystem wird ebenfalls die Säureabgabe gehemmt. Fertigpräparat z. B. Gastrozepin® (Pirenzepin).

Die Nebenwirkungen dieser Substanzen sind v. a. Unterdrückung der Schweißsekretion und trockene Nase sowie trockener Mund, da nicht nur die Salzsäuredrüsen, sondern auch andere Drüsen im Körper gehemmt werden. Besonders zu Beginn der Behandlung kann auch die Akkomodation* des Auges gestört sein (Straßenverkehr!).

Protonenpumpenhemmer

- Diese Stoffe hemmen den Pumpenmechanismus, der die Salzsäure von den Belegzellen in den Magen hineinpumpt (◻ Tab. 7.2). Da so die Säureproduktion auch zu stark gesenkt werden kann, sind diese Medikamente nicht unbedingt zur Dauertherapie geeignet.

Alle diese Wirkstoffe sind sehr säureinstabil, d. h. werden sehr schnell durch die Magensäure zerstört. Deshalb ist es wichtig, sie vor

❏ **Tab. 7.2** Protonenpumpenhemmer

Wirkstoff	Handelsname
Esomeprazol	Nexium®
Lansoprazol	Agopton®
Omeprazol	Antra®
Pantoprazol	Pantozol®
Rabeprazol	Pariet®

dem Essen zu nehmen und den magensaftresistenten Überzug, den die Dragees haben, nicht durch Zermörsern oder Pulverisieren zu inaktivieren. Einige dieser Arzneistoffe sind in niedriger Dosierung bereits rezeptfrei in Apotheken erhältlich.

■ **Stoffe, die die Magenschleimhaut schützen**

Neben der Blockade der Säurefreisetzung kann man auch versuchen, die Magen-Darm-Schleimhaut zu stabilisieren, sodass sie nicht so leicht von Säure angegriffen werden kann.

■ **Stoffe, die die Magen-Darm-Schleimhaut stabilisieren**

Sucralfat Dieser Wirkstoff ist eine Verbindung von Aluminium und Saccharosesulfat. Sie bildet auf der Magen-Darm-Oberfläche mit Proteinen eine Schutzschicht. Als Nebenwirkungen treten z. B. Verstopfung und eine Inaktivierung von Tetrazyklinen ein, sodass dieses Antibiotikum nicht gleichzeitig mit Sucralfat gegeben werden darf. Ein Fertigarzneimittel ist z. B. Ulcogant®.

Prostaglandin E Die Prostaglandine vom Typ E erhöhen die Magen-Darm-Schleimproduktion. Wegen der Wirkung auf den Uterus* dürfen diese Präparate nicht während der Schwangerschaft eingesetzt werden. Präparatebeispiel: Cytotec®.

Bismutverbindungen Sie lassen Magengeschwüre durch Säurepufferung sehr schnell abheilen, sodass sie als Therapeutika oft eingesetzt werden. Zum anderen wirken sie bakterizid gegenüber dem

Bakterium Campylobacter, welches vermutlich bei der Entstehung von Magen-Darm-Geschwüren beteiligt ist. Die Nebenwirkungen sind relativ gering. Zum Teil kommt es zu Schwarzfärbung des Stuhls. Um eine Anreicherung von Bismut im Körper auszuschließen, dürfen diese Arzneimittel nur begrenzte Zeit gegeben werden. In der Schwangerschaft und Stillzeit dürfen diese Stoffe nicht eingesetzt werden. Tetrazykline werden durch die Bismutverbindungen inaktiviert. Ein Fertigarzneimittel sind z. B. Angass® oder Ventricon N Syxyl® (beide in Deutschland nicht mehr im Markt).

- **Eradikation von Helicobacter pylori**

Das gramnegative Bakterium Helicobacter pylori lebt in der Schleimhaut des Magen-Darm-Kanals. Es hat sich so spezialisiert, dass es sogar durch die Magensäure nicht zerstört wird.

Helicobacter pylori ist für 75% der Magengeschwüre und im Prinzip für alle Zwölffingerdarmgeschwüre verantwortlich. Das Bakterium nistet sich in die Magen- und Darmschleimhaut ein und zerstört diese. Außerdem wird mehr Magensäure produziert. Diese Faktoren führen dann zu Magen- und Darmulkus (z. B. Typ-B Gastritis). Deshalb ist es bei der Ulkustherapie sehr wichtig, zuerst nach Helicobacter pylori zu fanden. Ist das Bakterium vorhanden, muss es zuerst vernichtet werden (Eradikation), um die Ulkusproblematik dauerhaft behandeln und heilen zu können. Der Übertragungsweg, d. h. die Frage, wie das Bakterium in die Schleimhaut kommt, ist aber bis heute nicht geklärt. Auch das Problem einer Wiederansteckung nach erfolgreicher Eradikation ist nicht abschließend gelöst. Diagnostiziert werden kann Helicobacter entweder direkt durch Probeentnahme aus dem Magen-Darm-Kanal oder einfach mit Hilfe eines speziellen Atemtests.

Therapie
Die Therapie, d. h. die Eradikation des Bakteriums, ist nur mit Hilfe einer Dreierkombination von Medikamenten möglich. Hierbei werden 2 Antibiotika und ein Protonenpumpenblocker eine Woche lang gegeben. Zwei Therapieformen haben sich durchgesetzt:
▼

1. Französische Tripeltherapie: Pantoprazol, Clarithromycin und Amoxicillin
2. Italienische Tripeltherapie: Pantoprazol, Clarithromycin und Metronidazol

Die Erfolgsquote liegt bei über 90 %. Ein Fertigmedikament für die französische Variante ist Zacpac®.

7.2 Behandlung der Verstopfung (Obstipation)

Abführmittel (Laxanzien) führen zu einer beschleunigten Stuhlentleerung. Durch ballaststoffarme Ernährung, gestörte Darmperistaltik oder durch Einnahme von bestimmten Medikamenten (z. B. Antazida) kann es zu verzögerter Darmentleerung und Verstopfung (Obstipation) kommen. Auch bei Hämorrhoiden ist ein weicher, wässriger Stuhl von Vorteil. Körperliche Bewegung und ballaststoffreiche Ernährung können dem Darm wieder zu seiner normalen Leistung verhelfen. Nicht vergessen werden darf, dass es während der Therapie der Obstipation mit Abführmitteln zu Elektrolyt- und Wasserverlusten kommt.

▪ Eingesetzte Laxanzien

Quellstoffe Sie saugen sich im Darm mit Wasser voll, sodass der Darm gedehnt wird. Dies löst den Stuhlentleerungs- (Defäkations) reiz aus und es kann ein weicher Stuhl abgesetzt werden. Die Einnahme muss mit viel Wasser erfolgen. Metamucil®, Laxiplant® und Normacol® sind Beispiele für Fertigarzneimittel.

Osmotisch wirkende Laxanzien Diese Stoffe binden molekular Wasser an sich, erhöhen das Darmvolumen und lösen somit den Defäkationsreiz aus. Auch hier wird ein relativ flüssiger Stuhl abgesetzt. Es ist wiederum wichtig, dass genügend Flüssigkeit getrunken wird. Bitter- und Glaubersalz werden als solche osmotisch wirkende Laxanzien eingesetzt.

Gleitmittel Diese sollen dazu führen, dass der Stuhl leichter den Darm passieren kann. Als Monotherapeutikum sind die Gleitmittel in der Regel nicht ausreichend. Paraffinum subliquidum ist ein Mineralöl, welches als Gleitmittel wirken kann. Jedoch nimmt es fettlösliche Stoffe wie z. B. die fettlöslichen Vitamine auf, sodass auch diese vermehrt ausgeschieden werden. Fertigpräparate mit Gleitmitteln sind z. B. Agaroletten® und Florisan®, welche aber noch weitere Laxanzien enthalten.

Anthrachinonhaltige Laxanzien Diese pflanzlichen Stoffe hemmen die Salz- und Wasseraufnahme vom Darm in den Körper. Zum anderen werden dem Organismus sogar noch Elektrolyte und Wasser aktiv entzogen. Aufgrund des Gewöhnungseffekts des Darms an diese Stoffe und wegen der großen Salzverluste sollten sie nur kurzfristig angewendet werden. Die Anthrachinone sind z. B. in Faulbaumrinde, in Sennesblättern und in Aloe enthalten. Die Wirkung tritt allerdings erst 8–10 h nach der Einnahme auf. Zum Teil werden sie über die Niere und den Harn ausgeschieden, der dann u. U. rot gefärbt sein kann. Besonders Aloe sollte nicht während der Schwangerschaft angewendet werden. Alle Anthrachinone gehen in die Muttermilch über. Handelspräparate sind z. B. Alasenn®, Kräuterlax® und Depuran®. Neue wissenschaftliche Erkenntnisse haben gezeigt, dass der übermäßige Einsatz von Anthrachinonen mit ein entscheidender Faktor bei der Auslösung und Entstehung von Dickdarmkrebs sein kann. Aus diesem Grund sollten diese Abführmittel nicht mehr über längere Zeit hinweg verwendet werden.

Synthetische Laxanzien Hierzu gehören u. a. Dulcolax®, Laxoberal® und Stadalax®. Die Wirkung entspricht der der anthrachinonhaltigen Laxanzien, jedoch tritt sie bereits 4–6 h nach Einnahme ein. Werden diese Medikamente rektal gegeben, so erfolgt die Defäkation bereits nach 30 min.

Rizinusöl Das aus dem Samen des Rizinusbaums (Wunderbaum) gewonnene Öl wirkt als gutes Abführmittel. Im Bedarfsfall kann das Rizinusöl auch während der Schwangerschaft gegeben werden. Qualitativ wirkt dieses Öl wie die anthrachinonhaltigen Abführmittel. Allerdings tritt die Wirkung sehr schnell ein.

Serotoninrezeptoragonisten: Eine ganz neue Entwicklung stellt der Wirkstoff Prucaloprid (Resolor®) dar. Prucaloprid ist ein spezieller Serotoninrezeptoragonist mit starker enterokinetischer Aktivität, der v.a. im Dickdarm die Darmbewegung fördert und somit zu einem adäquaten Stuhlgang führt. Zugelassen ist Prucaloprid momentan nur für Frauen, bei denen die bisherigen Laxanzien versagt haben.

■ **Behandlung von Opioid-indizierter Obstipation**

Speziell bei Opioid-induzierter Obstipation ist Methylnaltrexon (Relistor®) eine Therapiealternative. Methylnaltrexon ist im Gastrointestinaltrakt ein Gegenspieler (Rezeptorantagonist) für Opioid-Rezeptoren. Die Wirkung dieses Wirkstoffes liegt darin, dass die negative Wirkung der Opioide im Darm durch Methylnaltrexon aufgehoben wird und der Patient wieder leichter normalen Stuhlgang haben kann. Methylnaltrexon muss subkutan verabreicht werden und darf nur jeden 2. Tag appliziert werden.

7.3   Behandlung von Durchfallerkrankungen (Diarrhöen)

Als Diarrhö werden wässrige, häufig abzusetzende Stühle bezeichnet. Allerdings gilt es zu beachten, dass u. U. 3 Stuhlgänge pro Tag noch normal sein können (▶ Stoffgruppen gegen Diarrhö).

❯❯ **Grundsätzlich gilt: Das Wichtigste ist der Ersatz der Flüssigkeit und der Salze, die durch die wässrigen Stühle verloren gegangen sind. Die Patienten müssen also viel trinken!**

■ **Stoffgruppen gegen Diarrhö**

Elektrolytpräparate Sie enthalten lebenswichtige Salze wie z. B. Kochsalz, Magnesium- und Kaliumchlorid, meist ist außerdem noch Glukose als Energieträger enthalten. Natriumionen und Glukose werden parallel resorbiert und bewirken zugleich eine gesteigerte, osmotisch bedingte Aufnahme von Wasser in das Gewebe. So werden die mit dem Durchfall und/oder Erbrechen verlorenen Salze ersetzt. Besonders bedeutsam ist das für Säuglinge und

Kleinkinder. Auch bei großer Hitze, wenn noch Salzverluste durch starkes Schwitzen hinzukommen, sind sie sehr hilfreich. Fertigpräparate sind u. a.: Elotrans®, und Oralpädon®.

Mikroorganismen Unsere Darmbakterien, v. a. die Escherichiacoli-Keime, sorgen für eine gesunde Verdauung. Die Zusammensetzung der Darmflora und die Zahl der Keime können durch verschiedene Einflüsse verändert sein. Lang andauernder Durchfall oder Überdosierung bzw. lange Gabe von Antibiotika schädigen unsere nützlichen Darmbakterien. Die Gabe von Hefepilzen (z. B. Perenterol® oder Eubiol®) verhilft ihnen zu einer schnellen Regeneration. Für den gleichen Zweck können auch bestimmte andere Keime oder deren Stoffwechselprodukte gegeben werden (z. B. in Mutaflor®, Omniflora® oder Hylak®). Auch das Essen von Joghurt gehört im Grunde zu dieser Therapieform.

Adsorbenzein Diese Stoffe haben die Fähigkeit, große Mengen Flüssigkeit zu binden. Durch die Wasserbindung wird dem Darminhalt Flüssigkeit entzogen, der Stuhl also eingedickt. Substanzen mit diesen Eigenschaften sind u. a. medizinische Kohle (z. B. in Kohle-Compretten®), Quellstoffe wie Apfelpektin (z. B. in Diarrhoesan® oder Kaoprompt H®) oder Tonerden wie Smektit (z. B. in Colina® oder Skilpin®). Vorsicht ist bei der zeitgleichen Einnahme von anderen Medikamenten (z. B. Antibiotika, Herzglykoside, Antibabypille) geboten, da auch diese adsorbiert und damit unwirksam gemacht werden.

Adstringenzien (Gerbstoffe) Hierbei handelt es sich um Stoffe, die mit Eiweißen reagieren, sie ausfällen und in richtiger Dosierung leicht angerben. Als Folge ist die Sekretion von Flüssigkeit vermindert und die Aufnahme von Giftstoffen erschwert (die gegerbten Zellschichten dichten die Darmschleimhaut gegen das Darmlumen ab). Als Adstringens dient in erster Linie das Tannin (z. B. in Tannalbin® und Albutannin®). Auch schwarzer Tee, der lange (10 min) gezogen hat, enthält eine größere Menge dieser Substanzen. Ähnlich wirken Bismutsalze (z. B. in Karaya-Bismuth®, allerdings in Deutschland nicht mehr im Handel). Eine Kombination von Gerbstoffen und Desinfizienzien findet sich z. B. in Tannacomp®.

Opiumtinktur und Loperamid Wie in ▸ Abschn. 2.2.2 besprochen, greifen diese Mittel an den Opiatrezeptoren an und hemmen so die Darmperistaltik. Während die Opiumtinktur aufgrund der vielfältigen Nebenwirkungen nur noch selten verwendet wird, ist die Gabe von Loperamid sehr verbreitet. Es weist so gut wie keine zentralen Wirkungen auf, sodass es mittlerweile sogar rezeptfrei zu kaufen ist (in kleinen Packungsgrößen). Dennoch sollte dieses Mittel nicht bedenkenlos eingesetzt werden, da bei infektiös bedingten Durchfällen durch Ruhigstellung des Darmes die Erreger länger im Körper verweilen und sich vermehren. Auch die von ihnen produzierten Giftstoffe verbleiben dann im Organismus. Fertigarzneimittel mit Loperamid sind u. a.: Imodium®, D-Stop®.

Antibiotika Nur infektiös bedingte Durchfälle sollten damit therapiert werden. Je nach Erregerart wird vom Arzt das passende Antibiotikum ausgewählt.

Mittel gegen Reizdarmsyndrom Das Antidiarrhoikum Racecadotril (Vaprino®) hemmt das Enkephaklin-abbauende Enzym Enkephalinase. Enkephaline sind im Darm wirkende endogene Opioide, die die Wassereinlagerung und Sekretion von Elekrolyten im Darm verhindern. Die normale Darmperistaltik wird dabei nicht beeinträchtigt, und es kommt wieder zu einem normaleren Stuhlgang.

Gegen Bakterien und Pilze wirkende Stoffe

H. Plötz, *Pflege mini Arzneimittel*,
DOI 10.1007/978-3-642-41559-3_8,
© Springer-Verlag Berlin Heidelberg 2014

Ein großes Problem, welches sich in der modernen Zeit den Ärzten immer mehr zeigt, sind multiresistente Erreger, die nur noch sehr schwer zu bekämpfen sind.

Zu dem multiresistenten Erregern (MRE) zählt man heute:
- MRSA – multiresistenter Staphylokokkus aureus
- ESBL-Bildner – extented spectrum Betalactamasebildner
- VRE – vancomycin resistente Enterbacter

Definitionen einzelner Begriffe
- Desinfektion bedeutet, einen Gegenstand oder z. B. die Hände in einen Zustand zu bringen, der nicht mehr infektiös ist, d. h., alle pathogenen* Keime müssen zerstört werden.
- Sterilisation bedeutet, dass sämtliche Keime auf einem Gegenstand, d. h. auch die apathogenen*, getötet werden müssen.
- Antibiotika sind Stoffe, die von Mikroorganismen gewonnen wurden und andere Mikroorganismen abtöten können (z. B. Penicillin; es tötet Bakterien und wird aus einem Pilz gewonnen).
- Chemotherapeutika sind im engeren Sinn synthetisch gewonnene Antibiotika. Will man den Begriff weiter fassen, so gehören auch die Stoffe zur Krebsbehandlung dazu.

8.1   Desinfektionsmittel

Mit Desinfektionsmittel werden v. a. Flächen (Tische, Bänke, Geräte) und die Hände gereinigt. Ein gutes Desinfektionsmittel soll schnell wirken und möglichst viele Keime abtöten. Für den Menschen soll es vergleichsweise ungiftig sein.

❯ **Wichtig ist, immer genau die vorgeschriebenen Konzentrationen zu verwenden, da sowohl zu konzentrierte als auch zu verdünnte Lösungen nicht die gewünschte Wirkung zeigen bzw. bei zu starken Lösungen unerwünschte Effekte auftreten können.**

Für Händedesinfektionsmittel ist es wünschenswert, dass sie einen akzeptablen Geruch aufweisen und die Hände pflegen (z. B. mit rückfettenden Substanzen). Auf die Desinfektion des Trinkwassers und der Schwimmbäder (meist mit Chlor oder Ozon) soll hier nicht eingegangen werden.

■ Alkohol

Reiner Alkohol ist zur Desinfektion weniger geeignet als mit Wasser verdünnter Alkohol. Der Grund liegt darin, dass die Bakterien zuerst mit einer Wasserhülle umgeben werden müssen. Erst dann kann der Alkohol (Ethanol 70 %, Isopropanol 70 %) dem Bakterium Zellwasser entziehen, sodass der Keim nicht mehr lebensfähig ist. Die Keime werden durch Eiweißfällung im Zellinneren getötet.

■ Wasserstoffperoxid

Das Peroxid wird in Konzentrationen bis zu 3 % zum Desinfizieren verwendet. Zum Gurgeln wird diese Lösung nochmals verdünnt (1 Esslöffel auf 1 Glas Wasser). Ab 3 % können damit auch die Haare gebleicht werden, meist wird zu diesem Zweck aber eine 6 %ige Lösung eingesetzt. Die Mikroorganismen werden oxidativ durch die Bildung elementaren Sauerstoffs zerstört. Dieses Desinfektionsmittel darf keinesfalls in Körperhöhlen einbracht werden (Drucksteiger durch Gasentwicklung, sofern der Sauerstoff nicht entweichen kann). Aufgrund neuerer Untersuchungen, scheint Wasserstoffperoxid nicht mehr das Mittel der Wahl zu sein.

■ Kaliumpermanganat

In Verdünnungen von 0,3 % wirkt es als gutes Desinfektionsmittel, wobei es gerne als Gurgelmittel, Fußbad oder für Umschläge bei Wunden verwendet wird. Es ist aber wichtig, dass die Konzentration 0,3 % nicht übersteigt, da es sonst zu Verätzungen kommen kann. Eine 0,3 %ige Lösung ist leicht rosa gefärbt. Die antiseptische Wirkung tritt aufgrund oxidativer Prozesse ein.

■ Jod

Jeder kennt wahrscheinlich aus seiner Kindheit noch die Schmerzen, die durch auf eine Wunde gegebenes Jod ausgelöst werden. Dennoch ist Jod, z. B. als Jodtinktur, ein gutes Desinfektionsmittel. Es wirkt sehr schnell, tötet Bakterien, Pilze und Viren sowie Sporen ab und ist zudem vom Preis her recht günstig.

Für Lösungen, die zum Betupfen der Schleimhäute gedacht sind, werden Jod-Wasser-Glyzerin-Gemische, zur Desinfektion der Haut Jod-Alkohol-Tinkturen eingesetzt.

Heutzutage werden meist Lösungen mit organisch gebundenem Jod angewendet. Wird das Jod an große Moleküle gebunden, wie z. B. in Betaisodona® Tinktur, so wird gerade so viel Jod freigesetzt, wie zur Desinfektion nötig ist. Diese Konzentration an freiem Jod kann aber kaum noch Schmerzen hervorrufen, sodass jetzt eine schmerzfreie Desinfektion möglich ist.

❯ Da Jod Bestandteil der Schilddrüsenhormone ist und es bei der großflächigen Anwendung bei Kindern wegen der dünnen Haut leicht zur Resorption kommt, darf Jod auch nicht bei Hyperthyreose (Schilddrüsenüberfunktion) eingesetzt werden. Anderenfalls könnte es zu Schilddrüsenfunktionsstörungen kommen.

- **Quecksilbersalze**

Quecksilbersalze sollten wegen ihrer Giftigkeit nur noch beschränkt eingesetzt werden.

Ein Fertigarzneimittel hierfür war früher Mercuchrom®.

❯ Bei Kleinkindern sollte aufgrund der noch dünnen Epidermis (Oberhaut) und der damit verbundenen Resorption von Quecksilber in den Körper auf den Einsatz dieser Desinfektionsmittel ganz verzichtet werden.

- **Silberverbindungen**

Kurz nach der Geburt wurde früher eine 1%ige Silbernitratlösung (z. B. Mova Nitrat Pipette®) zur Verhütung der Blennorrhö (eitrige Bindehautentzündung) von Neugeborenen (Credé-Prophylaxe) verwendet, auf die man heute allerdings verzichtet.

Eiweiß-Silber-Lösungen werden in Augentropfen zur Behandlung von Bindehautentzündungen bei Erwachsenen eingesetzt.

- **Invertseifen**

Die Invertseifen tragen im Gegensatz zu den Seifen eine positive Ladung. Sie können sich sowohl in Wasser als auch in Fett lösen und werden gerne als Flächen- und Händedesinfektionsmittel einge-setzt. Sie lagern sich in die Membranen der Keime ein und zerstören sie dadurch.

> **Da aber bei der Benutzung keine Sporen abgetötet werden, reichen die Invertseifen für die chirurgische Händedesinfektion allein nicht aus.**

Neben der Händedesinfektion werden sie als Gurgelmittel und für Wund- und Vaginalspülungen eingesetzt. Mit Vaginalzäpfchen, die Invertseifen enthalten (z. B. Fluomycin® N), können Frauen das Risiko einer HIV-Infektion signifikant senken.

Fertigarzneimittel Erhältlich sind z. B. Dobendan®-Halstabletten sowie Fertigdesinfektionsmittel für Hände und Haushalt, z. B. Zephirol®, Laudamonium® und Sterillium®.

Dosierung Die Konzentration der Invertseifen liegt in der Regel zwischen 0,05 % und 0,2 %.

- **Ampholytseifen**

Ampholytseifen sind ebenfalls in Wasser und auch in Fett löslich und greifen die Zellmembran der Keime an. Der Vorteil gegenüber den Invertseifen ist, dass sie durch Blut, Eiter und Eiweiß nicht in-aktiviert werden können. Außerdem sind die Ampholytseifen unge-bundene Moleküle. Ein Mittel dieser Gruppe ist z. B. Tego®.

- **Chlorhexidin**

Chlorhexidin, z. B. in Chlorhexamed®, besitzt bakterizide (bakte-rienabtötende) Eigenschaften und haftet gut auf der Haut, sodass es neben der Instrumentendesinfektion zur Verhütung von Infektio-nen beim Katheterisieren, bei Mund- und Racheninfektionen und als Händedesinfektionsmittel Verwendung findet.

- **Octenidin**

(z. B. Octenisept®) ist ein neues Desinfektionsmittel, das v. a. zur Schleimhautdesinfektion eingesetzt wird. Mittlerweile gibt es auch octenidinhaltige Salben (Einsatz in der Nasenschleimhaut zur Vernichtung von Staphylokokken) und auch gefärbte Octendin-

Lösungen, sodass diese auch bei der präoperativen Desinfektion der Haut (z. B. bei Sectio [Kaiserschnitt]) verwendet werden können.

> ❯ **Octenidin stellt ein alternatives Desinfektionsmittel dar, bei Patienten, die aufgrund von Schilddrüsenprobleme keine Jodlösungen erhalten dürfen.**

- **Polihexanid**

Polihexanid (Lavasept®, Lavanid®) gehört chemisch zu den Guanidinverbindungen. Es besitzt bakterizide Wirkungen. Bei Wundspülungen reicht eine Einwirkzeit von 1–2 Minuten. Es ist gut gewebeverträglich und regt die Wundheilung an. Hervorzuheben ist, dass Polihexanid auch gegen Methicillin resistente Staphylokokken wirksam ist.

8.2   Antibiotika

Die Antibiotika sollen in geringen Dosen Mikroorganismen im Körper abtöten, ohne selbst den Körper zu schädigen. Sie können Keime auf 4 unterschiedliche Arten schädigen (❏ Tab. 8.1).

> ❯ **Bei der Gabe von Antibiotika darf die Resistenzentwicklung der Erreger nicht vergessen werden. Gibt man z. B. zu oft Antibiotika, so werden die Mikroorganismen unempfindlich gegen die Arzneimittel.**

Das Gleiche gilt, wenn man die Antibiotika zu niedrig dosiert oder die Therapie zu früh abbricht, sodass nicht alle Keime getötet werden und evtl. resistente Erreger zurückbleiben.

An diese Stelle gehört auch der Begriff Hospitalismus. Unter Hospitalismus versteht man in diesem Zusammenhang eine im Krankenhaus erworbene Infektion mit Keimen, die schon weitgehend resistent sind. Da in Kliniken zwangsläufig häufig Antibiotika und Desinfektionsmittel eingesetzt werden müssen, kommt es oft zur Bildung einer resistenten Keimflora. Wird nun ein durch eine andere Krankheit schon geschwächter Patient eingeliefert, kann er leicht von solchen resistenten Erregern infiziert werden.

Zu den Wirkungsarten der Antibiotika ist zu sagen, dass es sowohl bakteriostatische als auch bakterizide Antibiotika gibt. Bakterizide

◼ **Tab. 8.1** Störmechanismen von Antibiotika

Zellwandsynthese (▸ Abschn. 8.2.1)	- β-Lactamantibiotika (z. B. Penicilline, Cephalosporine, Carbapeneme) - Glykopeptide (Vancomycin, Teicoplanin) - Fosfomycin - Bacitracin - Diese Stoffe hemmen die Neubildung der Bakterienzellwände, sodass diese zerplatzen müssen.
Durchlässigkeit der Zellhülle (▸ Abschn. 8.2.2)	- Polypeptidantibiotika (z. B. Polymyxin) - Lipopeptide (z. B. Daptomycin) - Polyenantibiotika (z. B. Nystatin, Amphotericin) - Diese Stoffe durchbrechen die Zellmembran, sodass der Zellinhalt ausfließt und der Erreger abstirbt.
Proteinsynthese (▸ Abschn. 8.2.3)	- Tetrazykline - Chloramphenicol - Makrolide (z. B. Erhthromycin) - Aminoglykoside (z. B. Streptomycin) - Lincomycine - Fidaxomicin - Diese Antibiotika stören die Eiweißbildung in den Mikroorganismen, sodass der Zellstoffwechsel nicht mehr richtig funktioniert und auch hier der Keim abstirbt.
Nukleinsäuresynthese (▸ Abschn. 8.2.4)	- Sulfonamide - Gyrasehemmer - Rifampicin - Flucytosin - Diese Gruppe von Antibiotika stört die Bildung des genetischen Materials, d. h., es wird falsches Erbgut gebildet, sodass die Erreger weniger gut lebensfähig sind.

Arzneimittel (z. B. Penicilline und Aminoglykoside) töten den Erreger vollständig ab. Bakteriostatische Antibiotika schwächen die Mikroorganismen nur, sodass das körpereigene Immunsystem (z. B. Antikörper) für das vollständige Beseitigen des Erregers notwendig ist.

8.2.1   Antibiotika, die die Zellwandsynthese hemmen

- **Penicilline**

Normalerweise sind Penicilline (z. B. in Isocillin®, Megacillin®) v. a. gegen gram-positive* Erreger wirksam. Aufgrund von Molekülveränderungen können aber auch Penicilline synthetisiert werden, die gegen gram-negative* Keime einsetzbar sind. Solche Penicilline bezeichnet man als **Breitbandpenicilline** (◻ Tab. 8.2).

Piperacillin Piperacillin ist parenteral zu verabreichen und wird zu ca. 70% wieder über die Nieren ausgeschieden, sodass die Dosis der Nierenfunktion angepasst werden muss. Im Gegensatz zu den Standardpenicillinen konnte durch die Molekülvariation das Wirkspektrum wesentlich in den Bereich der gram-negativen Bakterien erweitert werden. Problemkeime, wie z. B. der in Kliniken gefürchtete Pseudomonas aeruginosa, werden durch die besondere Molekülstruktur ebenfalls erfasst. Ein Problem, das sehr häufig während der Gabe von Penicillinen auftritt, ist die Resistenzentwicklung. Häufig bilden Bakterien erst nach der Gabe von β-Lactamantibiotika penicillinzerstörende Enzyme (β-Lactamasen), die die Penicilline unwirksam machen. Die Acylaminopenicilline (z. B. Piperacillin) haben allerdings eine geringere Neigung zur Resistenzinduktion (Resistenzerzeugung). Diese Breitbandpenicilline sind aber wenig stabil gegen die β-Lactamasen.

Tazobactam Es gibt für lebensbedrohliche Fälle, z. B. bei Intensivpatienten (wenn keine Zeit mehr zum Anfertigen eines Antibiogramms* bleibt), ein paar hochwirksame β-lactamasestabile Penicilline. Die Kombination des Breitbandantibiotikums Piperacillin mit dem β-Lactamasehemmstoff Tazobactam (z. B. in Tazobac®) erlaubt den Einsatz auch gegen stark β-lactamasebildende Keime wie z. B. Staphylococcus, Pseudomonas oder Proteus-Arten. Weitere Kombinationspenicilline sind z. B. Unacid® (Ampicillin/Sulbactam) und Augmentan® (Amoxicillin/Clavulansäure; ◻ Tab. 8.3).

❯❯ Der Nachteil der Penicilline besteht darin, dass ca. 1 % der Bevölkerung gegenüber Penicillin allergisch reagiert. Bei diesem Personenkreis muss auf andere Antibiotika ausgewichen werden.

◻ Tab. 8.2 Breitbandpenicilline	
Wirkstoff	**Handelsname**
Amoxicillin	Amoxihexal®
Ampicillin	Ampicillin Berlin Chemie®
Acylaminopenicillin Piperacillin	Pipril®

◻ Tab. 8.3 Penicilline und Kombinationen	
Wirkstoff	**Handelsname**
Benzylpenicillin	Isocillin®
Ampicillin	Ampicillin ratio®
Amoxicillin	Amoxypen®
Piperacillin	Piperacillin Hikma®
Piperacillin/Tazobactam	Tazobac®
Amoxicillin/Clavulansäure	Augmentan®
Flucloxacillin	Staphylex®
Oxacillin	Stapenor®

- **Cephalosporine**

Die Cephalosporine sind eng mit den Penicillinen verwandt. Sie können ebenfalls durch die β-Lactamasen inaktiviert werden. Die Cephalosporine werden in oral und parenteral* anwendbare Antibiotika eingeteilt. Sie werden u. a. gegen gram-negative Erreger und bei Patienten mit Penicillinallergie eingesetzt. Ebenso wie die Penicilline weisen sie eine große therapeutische Breite auf, wobei das Auftreten von Allergien wesentlich seltener ist als bei Penicillinen. Aufgrund von möglichen Nierenschäden sollten die Cephalosporine nicht bei Patienten mit Niereninsuffizienz gegeben werden.

Fertigarzneimittel Handelsnamen sind u. a. Claforan®, Zinacef®, Cefobis® und Rocephin® (parenteral applizierbare Cephalosporine). Rocephin® hat zudem den Vorteil, dass die Halbwertszeit* recht hoch ist, sodass eine einmalige Gabe pro Tag ausreicht (◻ Tab. 8.4). Die aktuellste Entwicklung der Cephalosporine ist Ceftarolin

◘ Tab. 8.4 Cephalosporine

Wirkstoff	Handelsname
Cafazolin	Cefazolin Hikma®
Cefuroxim	Elobact®
Cefotiam	Spizef®
Cefotaxim	Claforan®
Ceftarolin	Zinforo®
Ceftriaxon	Rocephin®
Ceftazidim	Fortum®
Cefepim	Maxipime®
Cefadroxil	Grüncef®
Cefixim	Ceforal®
Cefpodoxim	Orelox

(Zinforo®), welches anscheinend auch gegen Cephalosporin-resistente Keime noch wirken kann.

■ **Carbapeneme**

Die Carbapeneme stellen einen Fortschritt in der Therapie mit Betalactam-Antibiotika dar. Von der Struktur her sind sie Betalactam-Antibiotika, aber weder Penicilline noch Cephalosporine. Das Wirkspektrum dieser Antibiotika umfasst fast alle Bakterien, sodass wir es hier mit echten Breitbandantibiotika zu tun haben. Sie sind indiziert bei Mischinfektionen, d. h. bei schweren Infektionen mit mehreren Bakterien, und bei schweren Allgemeininfektionen v. a. bei Patienten mit Abwehrschwäche. Alle verfügbaren Carbapeneme müssen als Injektion oder als Infusion gegeben werden. Es gibt keine orale Form, d. h., man kann diese Wirkstoffe nicht als Tabletten einnehmen (◘ Tab. 8.5). Um unnötige Resistenzentwicklungen zu vermeiden, müssen die Carbapeneme nur wirklich schwer kranken Patienten v. a. auf der Intensivstation vorbehalten sein. Das Carbapenem Ertapenem (Invanz®) hat aber eine echte Pseudomonas-Lücke, d. h. ist nicht gegen diese Art von Bakterien wirksam.

Tab. 8.5 Carbapeneme

Wirkstoff	Handelsname
	Doribax®
Ertapenem	Invanz®
Imipenem/Cilastatin	Zienam®
Meropenem	Meronem®

Tab. 8.6 Spezialantibiotikum

Wirkstoff	Handelsname
Fosfomycin	Infectofos® oder Monuril®
Vancomycin	
Teicoplanin	(Targocid®)

- **Spezialantibiotika**

Fosfomycin Spezialantibiotikum (**⊙** Tab. 8.6) gegen Keime, die Blasenentzündungen oder Knochen-Kieferentzündungen verursachen. Fosfomycin kann oral oder auch i.v. verabreicht werden.

Vancomycin Spezialantibiotikum gegen viele multiresistente grampositive Bakterien. Es kann nur i.v. gegeben werden. Bei pseudomembranöser Enterocolitis und bei durch Clostridum difficile ausgelöste, schwere Durchfälle kann es anstelle des erst kürzlich zugelassen, sehr teuren Fidaxomicin oral verabreicht werden. Bei der oralen Gabe wird Vancomycin nicht resorbiert und wirkt nur lokal im Darm.

Teicoplanin Dieses hat ähnliche Wirkqualitäten wir Vancomycin und wird deshalb auch für ähnliche Indikationen eingesetzt.

8.2.2   Antibiotika, die die Permeabilität der Zytoplasmamembran verändern

- **Polypeptidantibiotika**

Hierunter fallen die Stoffe Polymyxin B, Colistin, Bacitracin und Tyrothricin. Allgemein sind sie mehr oder weniger toxisch, wobei v. a. die Nerven- und Nierentoxizität bedeutsam sind.

Polymyxin B und Colistin Diese Stoffe sind nur gegen gram-negative* Erreger wirksam. Aufgrund ihrer schlechten Verträglichkeit sollten sie nicht mehr parenteral gegeben werden. Als orale Therapeutika, z. B. in Halstabletten oder zur Darmdesinfektion vor Operationen, leisten sie aber gute Dienste (z. B. Diarönt® mono).

Bacitracin Dieser Stoff besitzt gute Wirksamkeit gegen gram-positive* und gram-negative* Erreger, wobei nicht nur die Zellmembran, sondern auch die Zellwand geschädigt wird. Bacitracin wird v. a. bei Infektionen der Haut und Schleimhaut eingesetzt (z. B. Nebacetin® Salbe).

Tyrothricin Dieser Stoff wirkt dagegen eher gegen gram-positive Erreger, wobei besonders die Zellmembran geschädigt wird. Wegen seiner hämolytischen Eigenschaften darf Tyrothricin nur lokal bei oberflächlichen Wunden eingesetzt werden (z. B. Dorithricin® Halstabletten oder Tyrosur® Puder).

- **Polyenantibiotika**

Nystatin (z. B. Nystatin Lederle®) Dies ist ein ungesättigtes Riesenmolekül, welches sich in die Zellmembran der Pilze einlagert und dort wichtige Austausch- und Transportprozesse behindert, sodass die Zelle letztlich irreversibel* geschädigt wird. Dieser Stoff wird zur Bekämpfung von Mundsoor (Candida albicans), Windeldermatitis, Wundsein (Intertrigo), Nagelrandentzündungen und Pilzinfektionen zwischen Zehen und Fingern (Interdigitalmykosen) eingesetzt. Nystatin kann vom Körper fast nicht resorbiert werden, sodass es der lokalen Therapie vorbehalten ist. Häufig wird es zur Behandlung von Pilzinfektionen bei Säuglingen (Windel- oder Mundsoor) eingesetzt, da dieser Stoff bei oraler bzw. lokaler Therapie sehr gut und ohne Nebenwirkungen vertragen wird. Aufgrund seiner Toxizität (Blut, Niere) darf es nicht parenteral gegeben werden

Amphotericin B (z. B. Ampho-Moronal®) Dieser Stoff hat ein ähnliches Wirkspektrum wie Nystatin, jedoch ist seine Toxizität geringer, sodass es auch parenteral gegeben werden kann. Dennoch darf auch bei dieser Substanz die Nephro- und Neurotoxizität nicht vergessen werden.

■ **Lipopeptide**

Daptomycin dringt in die Bakterienzellmembran ein und führt zu einer schnellen Depolarisation. Dadurch werden die Proteinsynthesen gestört und die Bakterienzelle stirbt ab. Ein Vertreter der Lipopeptide ist Daptomycin (Cubicin®). Daptomycin wirkt nur gegen gram-positive Keime wie z. B. Staphylokokken.

8.2.3 Antibiotika, die die Proteinbiosynthese hemmen

Diese Stoffe stören z. B. die Enzymsynthese im Bakterium, sodass dessen Stoffwechselabläufe gestört werden und der Erreger leichter vom menschlichen Immunsystem vernichtet werden kann.

■ **Tetrazykline**

Fertigarzneimittel Hier gibt es z. B. Hostacyclin®, Sigadoxin®, Terramycin®, Vibramycin® und Klinomycin®.

Wirkung Die Tetrazykline haben ein sehr breites Wirkspektrum, d. h., sie sind gegen gram-positive und -negative Erreger wirksam. Sie können oral oder auch parenteral verabreicht werden.

Nebenwirkungen Normalerweise sind die Tetrazykline wenig toxisch, jedoch kann es durch Einlagerung in den Zahnschmelz zur Gelbfärbung und aufgrund von Anreicherung in den Knochen zu Wachstumsstörungen kommen. Deshalb dürfen Tetrazykline während der Schwangerschaft und bei Kindern unter 8 Jahren nicht gegeben werden. Bei Überdosierung oder zu langer Anwendung muss mit Leber- und Nierenschädigungen gerechnet werden. Mit

UV-Licht treten vereinzelt Hautreizungen (Photodermatosen) auf, sodass während der Therapie mit Tetrazyklinen Sommersonne und Sonnenstudios gemieden werden sollten.

> **Tetrazykline dürfen wegen Resorptionsproblemen nicht mit Milch oder metallsalzhaltigen Arzneimitteln eingenommen werden (z. B. Kalzium-Tetrazyklin-Komplex).**

Eine Neuentwicklung sind die sogenannten Glycylcycline, die eine ähnliche Wirkung besitzen wie die Tetrazykline. Der Vorteil der Glycylcycline liegt in ihrem sehr breiten Wirkspektrum. So werden z. B. auch die Problemkeine wie Methicillin-resistente Staphylokokken oder Vancomycin-resistente Enterokokken erfasst.

Fertigarzneimittel Das einzige verfügbare Fertigarzneimittel heißt Tygacil® (Tigecyclin).

▪ Chloramphenicol

Chloramphenicol besitzt ein ebenso breites Wirkspektrum wie die Tetrazykline, nur ist sein Einsatz wegen der Gefahr von Knochenmarkschädigungen sehr begrenzt.

Vor allem bei Typhus und Meningitis (Hirnhautentzündung) wird Chloramphenicol angewendet, wobei die Liquorgängigkeit dieses Antibiotikums von Vorteil ist. Die Therapiedauer sollte aber 2 Wochen nicht überschreiten. Vorsicht ist bei Früh- und Neugeborenen geboten, denn bei ihnen kann nach Überdosierung das Grey-Syndrom auftreten.

Das Grey-Syndrom äußert sich durch Erbrechen, blasse Haut und Kreislaufkollaps. Der Grund dieser Nebenwirkung liegt in der noch geringen Leistung von Leber und Niere bei Neugeborenen, sodass Chloramphenicol nicht schnell genug ausgeschieden werden kann und durch die folgende Kumulation* die minimale toxische Konzentration (MTC) überschritten wird. Nicht eingesetzt werden darf Chloramphenicol bei Patienten mit Knochenmarkschäden oder Leber- bzw. Nierenerkrankungen. Fertigarzneimittel mit Chloramphenicol waren z. B. Leukomycin® und Paraxin®. Heute wird Chloramphenicol nur noch in der Tiermedizin eingesetzt.

◘ Tab. 8.7 Makrolide

Wirkstoff	Handelsname
Azithromycin	Zithromax®
Clarithromycin	Klacid®
Erythromycin	Erythrocin®
Roxithromycin	Rulid®
Telithromycin	Ketek®
Tigecyclin	Tygacil®

- **Makrolide**

Makrolide sind in ◘ Tab. 8.7 aufgeführt.

Erythromycin Das wichtigste Makrolidantibiotikum ist das Erythromycin. Es wirkt v. a. gegen gram-positive Keime und ist eine gute Alternative für Patienten mit Penicillinallergie. Um die Resorption zu verbessern, wird Erythromycin in Form seiner Ester eingesetzt. Neuere Substanzen sind Azithromycin (Zithromax®), Clarithromycin (Klacid®) oder Roxithromycin (Rulid®). Die Nebenwirkungen dieser Substanz sind relativ gering, sodass es v. a. gegen Atemwegerkrankungen bei Kleinkindern angewendet wird. Zum Teil tritt eine reversible* Gehörschädigung auf. Fertigmedikamente sind z. B. Erythrocin® oder Paediathrocin® Saft. Eine Weiterentwicklung der Makrolide stellt das Medikament Ketek® (Telithromycin) dar. Ketek® hat einen etwas anderen Wirkmechanismus als die Standardmakrolide, sodass die Gefahr der Resistenzentwicklung geringer ist.

Lincomycine Die Lincomycine entsprechen in ihrem Wirkspektrum dem Erythromycin. Lincomycin (z. B. Albiotic®) und Clindamycin (z. B. Sobelin®) diffundieren besonders gut in die Knochen, sodass sie gern bei Osteomyelitis (Knochenmarkentzündung) eingesetzt werden. Die Nebenwirkungen sind relativ gering, und beschränken sich i. allg. auf Blähungen (Flatulenz) und Durchfall (Diarrhö). Neugeborenen und Patienten mit Nierenschäden sollten die Lincomycine aufgrund von mangelnder Ausscheidung nicht gegeben werden.

Heutzutage wird Lincomycin nur noch in der Tiermedizin verwendet.

Fidaxomicin Fidaxomicin (Dificlir®) stört die Proteinbiosynthese und gehört in die erweiterte Gruppe der Makrolidantibiotika. Fidaxomicin wird oral gegeben und kaum resorbiert. Das Einsatzgebiet sind durch Clostridium difficile ausgelöste schwere Durchfälle, die z. B. durch Vancomycin nicht beherrschbar sind.

- **Aminoglykosidantibiotika**

Die Aminoglykoside besitzen ein sehr breites Wirkspektrum, sollten jedoch als Reserveantibiotika besonders schweren Infektionskrankheiten vorbehalten bleiben.

Wegen geringer Resorption sind sie bei oraler Gabe nur lokal wirksam. In Zellen können diese Stoffe nicht diffundieren und die Liquorgängigkeit ist auch sehr gering. Problematisch ist weiterhin die schnelle Resistenzentwicklung gegen diese Antibiotikaklasse.

Streptomycin Dies ist ein Aminoglykosidantibiotikum, findet sein Einsatzgebiet v. a. in der Tuberkulosetherapie.

> **Beachten muss man beim Einsatz von Streptomycin die irreversible Schädigung des 8. Hirnnervs, was zu Taubheit führen kann. Da diese Substanz schnell Hautreizungen auslöst, sollte das Pflegepersonal direkten Kontakt mit diesem Stoff vermeiden.**

Nicht angewendet werden darf Streptomycin in der Schwangerschaft, bei Säuglingen und Kleinkindern (erhöhte Empfindlichkeit des 8. Hirnnervs) sowie bei Leber- und Nierenschäden.

Neomycingruppe Dies sind ebenfalls Aminoglykosidantibiotika: Sie werden zur Behandlung von Haut-, Schleimhaut-, Ohren- und Augeninfektionen eingesetzt. Diese Substanzen dürfen jedoch wegen ihrer Oto(Ohr)- und Nierentoxizität nicht parenteral gegeben werden.

Kanamycingruppe Sie gehört auch zur Gruppe der Aminoglykosidantibiotika und wird nur bei bestimmten Infektionen angewendet. Kanamycin wird zur lokalen Behandlung von Augeninfektionen verwendet, Gentamycin (z. B. Refobacin®) setzt man gegen gram-negative Keime v. a. bei Harnwegsinfektionen ein. Gegen Infektionen von Knochen- und Weichteilen wird Gentamycin in speziellen Darreichungsformen, z. B. als Septopal®-Kugeln, angeboten.

8.2.4 Antibiotika, die die Nukleinsäuresynthese stören

Diese Antibiotika beeinflussen die Bildung des Erbguts negativ, sodass das Bakterium in seiner Pathogenität geschwächt und vom Immunsystem des Menschen leichter unschädlich gemacht wird.

- **Sulfonamide**

Sulfonamide sind synthetisch hergestellte Antibiotika, die 1935 erstmals von Domagk in die Therapie eingeführt wurden.

Diese Stoffe verdrängen die Paraaminobenzoesäure, welche zur Synthese der Folsäure wichtig ist (Beispiel Monopräparat: Longum®). Die Wirkung der Sulfonamide, die die Bildung von Dihydrofolsäure (einer Vorstufe der eigentlich wirksamen Tetrahydrofolsäure) verhindern, kann durch Kombination mit Trimethoprim noch wesentlich gesteigert werden. Grund: Trimethoprim hemmt seinerseits die Bildung von Tetrahydrofolsäure aus der Dihydrofolsäure. Somit wird auf 2 verschiedenen Ebenen die Bildung der für den Bakterienstoffwechsel nötigen Tetrahydrofolsäure gestört. Als fixe Kombination werden Sulfamethoxazol und Trimethoprim gemischt (= Cotrimoxazol). Sulfamethoxazol hat dabei ähnliche pharmakokinetische Eigenschaften wie Trimethoprim (Halbwertszeit und Ausscheidung), sodass die Kombination von 800 mg Sulfamethoxazol und 160 mg Trimethoprim als ideal angesehen wird.

Fertigarzneimittel Fertigarzneimittel sind z. B. Cotrim forte Hexal®, Cotrim forte ratiopharm®, Kepinol® forte und Eusaprim® forte. Für Tiere und Menschen sind die Sulfonamide in Bezug auf die o. g. Wirkungen ungefährlich, da wir die Folsäure mit der Nahrung aufnehmen und nicht selbst aufbauen müssen. Trimethoprim verhindert zwar theoretisch auch bei Mensch und Tier die Bildung von Tetrahydrofolsäure, allerdings ist diese Hemmwirkung bei Bakterien 10000-mal stärker (die Affinität* von Trimethoprim zu der bakteriellen Dihydrofolsäurereduktase ist ca. 10000-mal größer als zu dem entsprechenden menschlichen Enzym). Das Einsatzgebiet der Sulfonamide sind v. a. die Harnweginfektionen. Um Nierenschäden während der Sulfonamidtherapie zu vermeiden, soll viel Flüssigkeit (täglich 2–4 l) getrunken werden, damit die Sulfonamide nicht in der Niere auskristallisieren können.

> **Nicht angewendet werden sollen diese Antibiotika bei Leber- und Nierenschäden, Herzinsuffizienz, am Ende der Schwangerschaft und bei Neugeborenen, da es bei ihnen zu verzögerter Ausscheidung kommt.**

■ **Nitrofuranderivate**

Auch bei dieser Gruppe handelt es sich um künstlich hergestellte Antibiotika (■ Tab. 8.8).

Nitrofurazon (z. B. Furacin®)   Es wird lokal bei Wundinfektionen nach Verbrennungen eingesetzt.

Nitrofurantoin (z. B. Uro-Tablinen®)   Dieser Stoff findet als Harnwegdesinfiziens Anwendung. Es kann oral gegeben werden und wird schnell resorbiert. Als Nebenwirkungen treten Nervenleiden (Neuropathien) und Allergien auf. Wegen der Gefahr einer hämolytischen* Anämie dürfen diese Substanzen nicht bei Neugeborenen bis zum 3. Lebensmonat gegeben werden.

■ **Gyrasehemmer**

Gyrasehemmer führt ■ Tab. 8.9 auf.

Die Gyrasehemmer sind relativ neu eingeführte, künstlich hergestellte Antibiotika. Die Gyrase ist ein Enzym, welches das Bakterienerbgut aufspiralisiert, nachdem sich das Bakterium geteilt hat. Wird dieses Enzym gehemmt, so stirbt der Erreger ab. Da der Mensch keine Gyrase hat, wird er auch durch diese Antibiotika nicht direkt geschädigt.

> **Aufgrund von möglichen Knorpelschäden dürfen Gyrasehemmer nicht an Kinder, Jugendliche oder Schwangere abgegeben werden.**

◘ Tab. 8.8 Nitrofuranderivat	
Wirkstoff	**Handelsname**
Nitrofurazon	Furacin®
Nitrofurantoin	Uro-Tablinen®)

◘ Tab. 8.9 Gyrasehemmstoffe	
Wirkstoff	**Handelsname**
Ciprofloxacin	Ciprobay®
Levofloxacin	Tavanic®
Ofloxacin	Tarivid®
Moxifloxacin	Avalox®

Fertigarzneimittel Hier sind z. B. Tarivid® und Ciprobay® zu nennen. Neuere Gyrasehemmstoffe wie z. B. Levoflaxacin (Tavanic®) oder Moxiflocacin (Avalox®) erlauben aufgrund entsprechender Halbwertszeiten auch die einmalige Gabe pro Tag.

■ **Rifampicin**

Rifampicin ist ein Antibiotikum, welches aus dem Bakterium Streptomyces mediterranei gewonnen wird. Es besitzt ein besonders breites Wirkspektrum und ist, wie Streptomycin auch, gegen die schwer zu behandelnde Tuberkulose einsetzbar. Aufgrund schneller Resistenzentwicklung sollte es der Tbc-Therapie vorbehalten bleiben.

Fertigarzneimittel Es gibt z. B. Eremfat®, Rifa® oder Rifoldin®.

▶ Da eine evtl. auftretende embryoschädigende Wirkung nicht völlig ausgeschlossen werden kann, darf Rifampicin nicht während der Schwangerschaft eingesetzt werden.

■ **Flucytosin**

Flucytosin wirkt wie Nystatin und Amphotericin v. a. gegen Pilzinfektionen. Diese Substanz wird als falscher Baustoff in das Erbgut des Pilzes eingebaut, sodass die Lebensfähigkeit des Erregers eingeschränkt ist. Flucytosin ist auch gut liquorgängig. Aufgrund möglicher teratogener Schädigung (Schädigung des Embryos) darf es in der Schwangerschaft nicht gegeben werden.

Fertigarzneimittel
Erhältlich ist z. B. Ancotil®.

- **Oxazolidinone**

Ganz aktuelle Entwicklungen stellen die so genannten Oxazolidinone und die Streptogramine dar. Aus der Problematik heraus, dass sich immer mehr resistente Keime bilden, musste diese Neuentwicklungen eingeführt werden. Ein besonderes Problem stellen multiresistente grampositive Keime dar (MRSA multiresistente methicillinresistente Staphylokokken).

Oxazolidinone wie z. B. Linezolid (Zyvoxid®) wirken spezifisch auf die gram positiven Problemkeime. Sie hemmen die Proteinsynthese in den Ribosomen der Bakterien an einer ganz bestimmten Stelle, sodass auch Kreuzresistenzen mit anderen Antibiotika bisher nicht bekannt sind. Aufgrund der speziellen Wirkweise von Linezolid, sollte dieses Antibiotikum aber als Reserveantibiotikum betrachtet werden und nur im Notfall eingesetzt werden, um Resistenzentwicklungen zu vermeiden.

- **Streptogramine**

Streptogramine wie z. B. Synercid® (Quinupristin und Dalfopristin) sind ebenfalls Spezialantibiotika gegen gram positive Problemkeime. Sie sollten immer nur dann eingesetzt werden, wenn die Standardantibiotika nicht mehr wirksam sind. Der Wirkmechanismus der Streptogramine liegt ebenfalls in einer speziellen Hemmung der Bakterienproteinsynthese. Streptogramine sind aufgrund der fehlenden Wasserlöslichkeit nicht zur oralen Applikation geeignet, d. h., sie können nur parenteral verabreicht werden.

❏ Tab. 8.10 Antimykotika	
Wirkstoff	**Handelsname**
Amphothericin B	Ambisome®
Anidualfungin	Ecalta®
Caspofungin	Cancidas®
Fluconazol	Diflucan®
Itraconazol	Sempera®
Ketoconazol	Nizoral®
Posaconazol	Noxafil®
Voriconazol	Vfend®

8.3 Antimykotika

Neben den schweren Infektionen mit Bakterien stellen Pilzinfektionen der inneren Organe eine Herausforderung für moderne Antimykotika dar. Diese Pilzmittel werden gegen lebensbedrohende Organmykosen, ausgelöst durch Candida, Cryptokokken oder Aspergillen, eingesetzt (❏ Tab. 8.10). Oft treten diese Mykosen auch während eine Antibiotikatherapie auf.

▪ Amphothericin

Amphothericin gehört zu den Polyen-Verbindungen, die die Pilzzellmembran durchlässig machen. Die Folge ist, dass intrazelluläre Bestandteile aus der Zelle heraus gelangen können und somit die Zelle nicht mehr lebensfähig ist. Nicht gegeben werden darf Amphothericin bei schweren Leber- und Nierenschäden.

▪ Caspofungin

Caspofungin hemmt die Synthese wichtiger Bestandteile der Pilzzellwand, sodass diese nicht mehr richtig aufgebaut werden kann. In der Folge zerplatzen die Pilzzellen und die Pilze sterben ab.

▪ Anidualfungin

Andidualfungin (Ecalta®) ist ein halbsynthetisches Lipopeptid, welches die Pilzzellwand in ihrem Aufbau stört, sodass es aufgrund der

Druckdifferenz zur Zell-Lyse führt. Andidualfungin ist besonders
gegen invasive Candida-Arten wirksam. Da es kaum oral resorbiert
wird, muss es intravenös appliziert werden.

- **Azol-Antimykotika**

Die systemisch wirksamen Azol-Antimyktoika, wie z. B. Itracona-
zol, Fluconazol, Voriconazol oder Posaconazol, hemmen die Ergos-
terolsynthese. Ergosterol ist ein wichtiger Bestandteil der Pilzzell-
menbran. Fehlt dieser Baustein, verliert die Membran ihre Funktion
und wichtige Bestandteile des Zellinneren verlassen die Zelle, sodass
der Pilz abstirbt.

Medikamente gegen Diabetes mellitus

H. Plötz, *Pflege mini Arzneimittel*,
DOI 10.1007/978-3-642-41559-3_9,
© Springer-Verlag Berlin Heidelberg 2014

Die Bauchspeicheldrüse, auch Pankreas genannt, bildet außer den Verdauungssäften auch 2 Hormone mit unterschiedlichen Wirkspektren. In den B-Zellen, die nach dem Arzt Langerhans auch Langerhans-Zellen heißen, wird Insulin synthetisiert. In den A-Zellen ist das Glukagon enthalten. Im Gegensatz zum Glukagon, dessen Freisetzung der Hypothalamus-Hypophysen-Kontrolle unterliegt, stellt der Blutglukosespiegel selbst den Reiz für die Ausschüttung von Insulin dar.

Das Glukagon fördert u. a. durch Abbau von Glykogenspeichern (v. a. in der Leber) den Anstieg des Blutglukosespiegels.

Insulinwirkungen sind einmal die Aufnahme von Glukose in die Zellen und zum anderen die Fett- und Eiweißsynthese. Dies hat zur Folge, dass der Blutglukosespiegel wieder absinkt und somit der Reiz für die Insulinausschüttung fehlt. Allgemein kann man Insulin als ein Hormon bezeichnen, welches den Körper dazu veranlasst, Energiereserven zu bilden.

9.1   Diabetes mellitus (Zuckerkrankheit)

Von Diabetes mellitus (süßer Harn) sind in Deutschland gut 3% der Bevölkerung betroffen, wobei ein großer Teil von Patienten noch hinzukommt, die zwar an Diabetes erkrankt sind, deren Krankheit aber noch nicht von einem Arzt diagnostiziert ist. Die Zuckerkrankheit, die hohe Blutzuckerspiegel zur Folge hat, wird in Diabetes Typ I und Typ II eingeteilt.

Diabetes Typ I Der Typ-I-Diabetiker leidet daran, dass die B-Zellen kein Insulin mehr produzieren können und somit v. a. der Zuckerstoffwechsel gestört ist. Der betroffene Patient muss täglich Insulin spritzen. In Form von Tabletten kann dieser Stoff nicht gegeben werden, da es sich um ein Eiweiß handelt, das im Magen-Darm-Kanal zerstört würde. Typ-I-Diabetes tritt häufig bereits im frühen Kindesalter auf. Wegen ihres Beginns in der Jugend wird diese Form der Zuckerkrankheit auch juveniler Diabetes genannt.

Diabetes Typ II Davon sind v. a. Personen betroffen, die oftmals älter als 40 Jahre sind, daher auch die Bezeichnung Altersdiabetes. Meist handelt es sich um stark übergewichtige Patienten. Durch in jungen Jahren ständig überhöhte Nahrungsaufnahme in Form von Zucker (Süßigkeiten, Limonaden) wurde die Bauchspeicheldrüse überlastet, sodass sie im Alter nicht mehr genügend Insulin herstellen kann.

> Der Diabetes Typ II ist durch einen Mangel an Insulin gekennzeichnet, der Typ I durch ein völliges Fehlen von Insulin.

9.1.1 Die Behandlung des Typ-II-Diabetikers

- **Orale Antidiabetika**

Zeigen die B-Zellen der Bauchspeicheldrüse noch die Fähigkeit, etwas Insulin zu produzieren, so kann man durch Gabe von Medikamenten (orale Antidiabetika) die Zellen so stimulieren, dass wieder genügend Insulin zur Verfügung steht.

Wichtig ist aber, dass Gewichtsreduzierung und Diät eingehalten werden. Gelingt dies dem Patienten nicht, so gehen die B-Zellen eines Tages ganz kaputt, was zur Folge hat, dass Insulin gespritzt werden muss, sein Diabetes also in einen Typ-I-Diabetes übergeht.

> Bei fettleibigen Altersdiabetikern (Typ II) ist eine Gewichtsreduzierung und entsprechende Diät für den Erfolg der Therapie unerlässlich. Durch Überdosierung der oralen Antidiabetika kann es zur Hypoglykämie* kommen, die mit Traubenzucker schnell bekämpft werden kann.

Dies ist v. a. bei der Teilnahme am Straßenverkehr und während des Bedienens von Maschinen wichtig.

Die oralen Antidiabetika können in folgende Wirkgruppen eingeteilt werden:

- Biguanide,
- Sulfonylharnstoffe,
- Glinide,
- Insulin-Sensitizer,
- Dipeptidylpeptidase-Inhibitoren,
- Inkretinmimetika (sub cutan),
- selektive Hemmstoffe des Natrium-Glucose Co-Transporters (SGL T2),
- Hemmstoffe der Alphaglucosidase.

Biguanide Von den Biguaniden ist nur noch das Metformin (Glucophage®, Siofor® oder Mescorit®) im Handel. Metformin hemmt die Glukoseneuproduktion in der Leber, und sorgt für eine verbesserte Glukoseverwertung z. B. in der Skeletmuskulatur. Eine Beeinflussung der Insulinzellen der Bauchspeicheldrüse erfolgt nicht. Deshalb ist die Gefahr von Hypoglykämien gering. Dennoch muss die Dosis für die Patienten individuell ermittelt werden, da in Folge der Glukoneogenesehemmung und der Beeinflussung des Glukoseabbaus in der Leber, verstärkt Milchsäure entsteht, die zu der gefürchteten Lactatacidose führen kann. Neben dem Metformin gibt es auch Metformin-Generika.

Sulfonylharnstoffe Sulfonylharnstoffe, wie z. B. Glibenclamid (Euglucon® oder Glibenclamid ratio®), Glibornurid (Glutril®), Glimepirid (Amaryl®) oder auch Gliquidon (Glurenorm®) (◘ Tab. 9.1), haben ihren Wirkort direkt in den insulinproduzierenden Zellen des Pankreas. Sie erhöhen die Ausschüttung von Insulin aus der Bauchspeicheldrüse. Der erhöhte Insulinspiegel soll dann zu einer verminderten Glukosekonzentration im Blut führen. Diese Therapierichtung setzt aber voraus, dass die Bauchspeicheldrüse noch Insulin bilden kann.

Glinide Repaglinid (NovoNorm®) und Nateglinid (Starlix®) wirken ähnlich wie die Sulfonylharnstoffe, haben aber den Vorteil, dass die orale Resorption sehr schnell abläuft, sodass die Glinide auch erst kurz vor den Mahlzeiten genommen werden können. Dies ist besonders dann von Vorteil, wenn die Patienten nach dem Essen sehr hohe Zuckerspiegel haben (postprandiale Hyperglykämie). Auch scheint die Gefahr von Hypoglykämien im Vergleich zu den Sulfonylharnstoffen geringer zu sein (◘ Tab. 9.2).

Insulin-Sensitizer Wie bereits im Abschnitt Sulfonylharnstoffe angemerkt, ist ein großes Problem der Diabetiker die Insulinresistenz. Oftmals wäre genug Insulin für die Glukoseverarbeitung vorhanden, aber die Insulinrezeptoren vor allem in der Skeletmuskulatur sprechen nur noch vermindert an. Die Folge davon ist, dass die Bauchspeicheldrüse noch mehr Insulin ausschüttet. Dies beeinträchtigt aber die Lebensdauer des Pankreas und verschlechtert

◻ Tab. 9.1 Sulfonylharnstoffe

Wirkstoff	Handelsname
Glibenclamid	Euglucon®
Glibornurid	Glutril®
Glimepirid	Amaryl®
Gliquidon	Glurenorm®

◻ Tab. 9.2 Glinide

Wirkstoff	Handelsname
Repaglind	Novonorm®
Nateglinid	Starlix®

◻ Tab. 9.3 Insulin-Sensitizer

Wirkstoff	Handelsname
Pioglitazon	Actos®
Rosiglitazon	Avandia®

zugleich die Insulinresistenz noch mehr. Die Insulin-Sensitizer, wie z. B. Pioglitazon (Actos®) und Rosiglitazon (Avandia®), versuchen nun, diesen Teufelskreis zu durchbrechen. Sie erhöhen insulinunabhängig mit Hilfe von speziellen Glukosetransportern die Aufnahme der Glukose in die Zellen, vermindern die Glukoseneubildung in der Leber und erhöhen auch noch den Glukoseabbau in der Leber. Auf diese Art und Weise soll die Insulinresistenz durchbrochen werden. Nebenwirkungen sind v. a. Leberschäden und Gewichtszunahme. Aufgrund der Nebenwirkungen sind die Insulin-Sensitizer allerdings wieder vom Markt genommen worden.

- **Dipeptidyl-Peptidase-Inhibitoren**

Hierbei handelt es sich um eine ganz neue Gruppe von oralen Antidiabetika. Die Dipeptidyl-Peptidase-Inhibitoren blockieren den

▣ **Tab. 9.4** Dipeptidyl-Peptidase-Inhibitoren	
Wirkstoff	**Handelsname**
Linagliptin	Trajenta®
Saxaglitpin	Onglyza®
Sitagliptin	Januvia®, Xelevia®
Vildagliptin	Galvus®

Abbau von Glukagon-like-Peptid(GLP)-1 und verlängern dadurch dessen Wirkung. Das physiologische Hormon GLP-1 stimuliert glukoseabhängig die Insulinsekretion, reduziert den Appetit und fördert den Energieumsatz. Somit wird auf fast natürliche Weise mehr Insulin freigesetzt, allerdings nur, wenn zugleich auch entsprechend Glukose vorhanden ist. Deshalb kommt es auch kaum zu Hypoglykämien (Unterzuckerungen).

Folgende Medikamente aus dieser Wirkstoffgruppe sind verfügbar (▣ Tab. 9.4).

Inkretin-Mimetika

Die Inkretin-Mimetika müssen parenteral (subkutan) appliziert werden, sind aber keine Insuline. Die verfügbaren Wirkstoffe Exantid, Liraglutid und Lixisenatid sind selektive Rezeptor-Agonisten des Glucagon-like Peptides (GLP-1) und führen wie das Inkretinhormon zu einer glukoseabhängigen Insulinfreisetzung, zu einer Hemmung der Glucagenfreisetzung, zu einer verzögerten Magenentleerung und zu einem verminderten Hungergefühl (▣ Tab. 9.5).

Medikamente, die die Zuckerresorption vermindern

Hohe postprandiale Blutzuckerkonzentrationen stellen für viele Diabetiker ein großes Problem dar. Wir essen aber in der Regel keine reine Glukose (Traubenzucker), sondern Mehrfachzucker wie Stärke oder Saccharose (Rohrzucker). Diese können aufgrund der Molekülstruktur so aber nicht direkt aus dem Darm resorbiert werden. Ein Enzym in unserem Darm, die alpha-Glucosidase, spaltet die großen Zuckermoleküle in Einfachzucker z.B. Glukose, die dann sehr schnell resorbiert werden kann.

◻ **Tab. 9.5** Inkretin-Mimetika

Wirkstoff	Handelsname
Exenatid	Byetta®
Exenatid	Bydureon® (Dosierung nur 1-mal je Woche)
Liraglutid	Victoza®
Lixisenatid	Lyxumia®

◻ **Tab. 9.6** Alphaglucosidase-Hemmstoffe

Wirkstoff	Handelsname
Acarbose	Glucobay®
Miglitol	Diastabol®

Mit Medikamenten, die die alpha-Glucosidase blockieren, kann man erreichen, dass die großen Zuckermoleküle verlangsamt abgebaut werden und die Zuckerresorption vermindert und verzögert abläuft. Die Folge davon ist, dass die Blutzuckerspiegel nach dem Essen weniger schnell und weniger stark ansteigen.

Arzneimittel dieser Gruppe sind Acarbose (Glucobay®) und Miglitol (Diastabol®) (◻ Tab. 9.6). Die Nebenwirkungen sind vornehmlich Magen-Darm-Störungen wie z. B. Blähungen und Durchfälle, die v. a. zu Beginn der Therapie auftreten. Diese Medikamente müssen zu den Mahlzeiten eingenommen werden.

▪ Hemmstoffe des Natrium-Glucose-Co-Transporters (SGLT-2)

Als selektiver und reveribler Hemmstoff des Natrium-Glucose-Co-Transporters 2 (SGLT-2) hemmt Dapagliflozin (Forxiga) die Rückresorption der bei Diabetes mellitus in den Primärharn filtrierten Glucose in den Kreislauf. Somit wird der Blutglucosespiegel gesenkt und die renale Glucoseausscheidung gefördert. Dies geschieht unabhängig von Insulin. Der Glucosetransporter, der für die Glucoseresorption im Darm verantwortlich ist (SGLT-1) wird dabei nicht beeinflusst.

9.1.2   Die Behandlung des Typ-I-Diabetikers

- **Insulintherapie**

Insulin wurde erst 1921 von Banting und Best in der Bauchspeicheldrüse entdeckt. Das Insulinmolekül besteht aus 2 Eiweißketten, wobei sich das Schweine- und Rinderinsulin nur geringfügig vom menschlichen Insulin unterscheiden.

Für die Diabetestherapie stehen Altinsulin, Depotinsulin und Mischungen beider Insuline zur Verfügung. Es wird von Schweinen oder Rindern sowie gentechnisch gewonnen. Aus Schweineinsulin kann durch chemische Umwandlung ein Insulin erhalten werden, das dem des Menschen entspricht (Humaninsulin). Das gentechnisch gewonnene Insulin entspricht ebenfalls dem Humaninsulin. Insulinallergien können meist durch Umstellung auf Humaninsulin vermieden werden.

Altinsulin (gelöstes Insulin) wirkt sehr schnell blutzuckersenkend, jedoch ist die Wirkdauer kurz. Zur Therapie des Coma diabeticum ist dieses Insulin gut geeignet, jedoch für den Alltag des Diabetikers nicht, da er sonst in zu kurzen Abständen spritzen müsste. Zur Dosisfindung, d. h. zum Einstellen des Diabetikers auf eine bestimmte Insulinmenge, sind die Altinsuline ebenfalls geeignet.

Die Depot- oder Verzögerungsinsuline setzen über einen längeren Zeitraum konstant eine bestimmte Menge Insulin frei, sodass in der Regel nur noch 2-mal am Tag gespritzt werden muss. Die verlängerte Wirkung wird durch Bindung des Insulins an Zink oder Eiweiß (z. B. Protamin) erreicht.

Daneben werden Kombinationen von Alt- und Depotinsulinpräparaten eingesetzt. Das Depotinsulin senkt den Blutglukosespiegel tagsüber ab, wobei das kurzzeitig wirkende Altinsulin bei vermehrter Nahrungsaufnahme oder zusätzlichen Mahlzeiten zur Unterstützung des Depotinsulins gegeben werden kann. Somit ist der Diabetiker in seiner Lebensweise weniger eingeschränkt.

> **Der Diabetiker muss aber aufpassen, dass die gespritzten Insulineinheiten im Verhältnis zu seinen aufgenommenen Broteinheiten stehen. Bei Insulinüberdosierung kommt es zur Hypoglykämie. Der Patient fängt an zu zittern, bekommt Schweißausbrüche und kann u. U. bewusstlos werden.**

Um dies zu vermeiden, sollte jeder Zuckerkranke immer etwas Traubenzucker bei sich haben. Im Notfall kann er damit schnell seinen abgesenkten Blutzuckerspiegel wieder erhöhen. Wichtig ist dies v. a., wenn Diabetiker Auto fahren oder Maschinen bedienen müssen.

Sämtliche Insulinpräparate müssen auf »Internationale Einheiten« (I.E.) eingestellt werden. 1 I.E. ist die Menge Insulin, die den Blutzucker eines 24 h hungernden Kaninchens ebenso herabsetzt, wie 1/24 mg des Standardinsulins. Bei uns gibt es Insuline mit 40 I.E./ml und solche mit 100 I.E./ml.

> **⏵ Die Insulinstärken dürfen auf keinen Fall verwechselt werden, da es bei versehentlicher Gabe des konzentrierten Insulins zu folgenschweren Hypoglykämien bis hin zum hypoglykämischen Schock mit Todesfolge kommen kann.**

Entscheidend ist dabei, dass die benötigte Konzentration von der verwendeten Applikationshilfe abhängt. Die gängigen (Einmal-) Insulinspritzen haben eine Einteilung von 40 I.E./ml (bzw. 20 I.E./0,5 ml oder 80 I.E./2 ml). Für diese nimmt man natürlich das 40-I.E.-Insulin. Heute werden aber auch von vielen Diabetikern die praktischen Insulinpens (z. B. Optiset®, Novopen®) benutzt. Besonders sinnvoll ist ihr Einsatz bei sehgeschwächten Patienten. Mit ihnen ist eine nahezu schmerzlose Injektion möglich, der Einstich erfolgt automatisch. Ganz wichtig ist es, Insulinpens mit elektronischer Dosisanzeige nicht im Kühlschrank zu lagern, da sonst die Anzeige u. U. Umständen falsche Werte wiedergibt. Die Insulinpatronen für diese Pens enthalten das konzentriertere 100-I.E.-Insulin. Fällt der Pen einmal aus, darf eine normale (40-I.E.-)Spritze nur nach Umrechnung der Insulindosis benutzt werden. Besser ist es, in diesem Fall auf 100-I.E.-Einwegspritzen auszuweichen. Man muss sich immer vergewissern, dass Insulinkonzentration und die Skala der verwendeten Injektionshilfe zueinander passen.

Die bisherige Therapie mit Humaninsulin (gentechnisch hergestellt) hat den Nachteil, dass Patienten, die sich vor den Mahlzeiten kurzwirksames Insulin injizieren müssen, dies ca. 15–30 min vor dem Essen tun müssen. Diese Wartezeit kann entfallen, wenn vor den Mahlzeiten ein Kunstinsulin gespritzt wird, welches nicht ganz

◻ Tab. 9.7 Insulinanaloga		
Inhaltstoff	**Handelsname**	**Wirkeintritt/Wirkdauer**
Insulin lispro	Humalog®/Liprolog®	Sehr schnell
Insulin aspart	Novo Rapid®	Sehr schnell
Insulin glulisin	Apidra®	Sehr schnell
Insulin glargin	Lantus®	Lange Wirkdauer
Insulin detemir	Levemir®	Lange Wirkdauer

mit dem Humaninsulin identisch ist. Diese Kunstinsuline sind seit 1997 auf dem deutschen Markt erhältlich.

Die Basalinsuline (z. B. Protaphan®) haben oftmals den Nachteil, dass sie nicht 24 Stunden wirken. Deshalb ging die Suche nach »Kunstinsulinen« weiter, die eine ultralange Wirkdauer haben.

Die Kunstinsuline mit sehr kurzem Wirkeintritt und die mit sehr langer Wirkdauer werden auch Insulinanaloga genannt (◻ Tab. 9.7).

Alle Insuline sind mit Konservierungsmittel versetzt, um die Haltbarkeit der angestochenen Ampullen zu garantieren.

❯ **Nicht im Gebrauch befindliches Insulin soll im Kühlschrank zwischen + 4 und + 8 C° gelagert werden. Bereits eingesetztes Insulin darf jederzeit bei Raumtemperatur sein. Im Falle des elektronischen Pens ist es sogar sehr wichtig, diese Insulinstifte nicht im Kühlschrank zu lagern.**

Arzneimittelgesetz

H. Plötz, *Pflege mini Arzneimittel*,
DOI 10.1007/978-3-642-41559-3_10,
© Springer-Verlag Berlin Heidelberg 2014

> ▶ **Das deutsche Arzneimittelgesetz gilt als sehr streng und
> effektiv. Dies ist auch eine Folge der Contergan®-Krise, die vor
> ca. 50 Jahren aufgetreten ist. Die Inhalte des Arzneimittelge-
> setzes werden deshalb auch ständig aktualisiert.**

Das Arzneimittelgesetz (AMG) in der aktuellen Version vom Juli
2011 gibt Auskunft über die Anforderungen, die Arzneimittel erfüllen müssen, um in Deutschland in Verkehr gebracht werden zu
dürfen. Das AMG gilt für Menschen genauso wie für Tiere, wobei
für Tiere, die der Lebensmittelgewinnung dienen, besondere Vorschriften gültig sind. In § 1 des AMG heißt es dazu:

> ▶ **Zweck dieses Gesetzes ist es, im Interesse einer ordnungs-
> gemäßen Arzneimittelversorgung von Mensch und Tier für die
> Sicherheit im Verkehr mit Arzneimittel zu sorgen .Dies gilt
> insbesondere für die Qualität, Wirksamkeit und Unbedenklich-
> keit der Arzneimittel.**

In § 2 des Gesetzes wird der Arzneimittelbegriff definiert:
    Arzneimittel sind Stoffe und Zubereitungen aus Stoffen, die
dazu bestimmt sind, durch Anwendung am oder im menschlichen/
tierischen Körper

- Krankheiten zu heilen, lindern, erkennen, verhüten;
- die Beschaffenheit, den Zustand, die Funktionen oder die
  seelischen Zustände erkennen zu lassen;
- vom menschlichen Organismus erzeugte Wirkstoffe oder
  Körperflüssigkeiten zu ersetzen;
- Krankheitserreger, Parasiten oder körperfremde Stoffe
  abzuwehren oder unschädlich zu machen;
- die Beschaffenheit, den Zustand, die Funktion und die
  seelischen Zustände zu beeinflussen.

In § 2 wird auch erläutert, was *nicht* als Arzneimittel zu gelten hat:
- Lebensmittel,
- Tabakerzeugnisse,
- kosmetische Produkte,
- Gegenstände, die der Körperpflege dienen,
- Futtermittel im Sinne des Futtermittelgesetzes,
- Stoffe, die der Tierpflege dienen,

- Medizinprodukte im Sinne des Medizinproduktegesetzes,
- zu transplantierende Organe, wenn diese für Menschen bestimmt sind,
- Biozide nach § 3 des Chemikaliengesetzes (Schädlingsbekämpfungsmittel).

Neu ist auch der eingefügte Paragraph § 6a, der das Verbot von Arzneimitteln zu Dopingzwecken im Sport beschreibt. In der Packungsbeilage ist darauf hinzuweisen, ob ein Medikament Stoffe enthält, die bei Dopingkontrollen zu positiven Ergebnissen führen können.

Der Schutz des Menschen bei der klinischen Prüfung von Medikamenten ist in den Paragraphen §§ 40–42 beschrieben. Das aktuelle Arzneimittelgesetz enthält aufgrund der zahlreichen Vorfälle in der Vergangenheit auch detaillierte Sondervorschriften für Arzneimittel, die bei Tieren angewendet werden (AMG §§ 56–61). Den Import von in Deutschland nicht zugelassenen Medikamenten regelt das AMG in den Paragraphen §§ 72–74.

Das Arzneimittelgesetz hat 1994 eine Änderung erfahren. So unterschiedliche Produkte, wie z. B. Mullbinden, Katheter, Kanülen, Insulinpumpen und Diagnostika, wurden vorher als Geltungsarzneimittel aufgeführt und waren deshalb als Arzneimittel zu betrachten und auch entsprechend zu behandeln. Zu den Medizinprodukten zählt mittlerweile auch die Software, die für das Funktionieren des Medizinproduktes im Einsatz ist.

Es ist für die Deklarierung als Medizinprodukt wichtig, dass es am oder im menschlichen Körper angewendet wird. Dabei darf es selbst weder pharmakologische noch immunologischen Hauptwirkungen haben, es darf die Wirkung von pharmakologischen oder immunologischen Mitteln unterstützen. Im Unterschied zu Arzneimitteln ist die Hauptwirkung von Medizinprodukten vorwiegend auf physikalischem Wege erzielt wird.

Seit 1994 sind diese Geltungsarzneimittel aus dem Arzneimittelgesetz herausgenommen und unter ein eigenes Gesetz, das »Medizinproduktegesetz (MPG)«, gestellt worden. Ziel dieses neuen Gesetzes ist es, für alle europäischen Staaten eine verbindliche Qualitätsnorm für diese Waren zu schaffen. Alle beteiligten Länder müssen sich an gleiche Vorschriften zur Gewährung von Wirksamkeit, Qualität und Unbedenklichkeit halten.

In § 4 dieses Gesetzes sind Verbote zum Schutz von Patienten, Anwendern und Dritten festgelegt. Der § 5 regelt, wer verantwortlich für das erstmalige Inverkehrbringen des Medizinproduktes ist (meist der Hersteller oder der Importeur). Als Merkmal dafür, dass ein Produkt den Vorschriften des Medizinproduktegesetzes entspricht, wurde das »CE-Kennzeichen« (§ 6 des MPG) eingeführt. Das CE-Kennzeichen dürfen die Medizinprodukte nur führen, wenn sie die grundlegenden Anforderungen im Konformitätsbewertungsverfahren erfüllen. Außerdem muss nach dem CE-Kennzeichen die Kennnummer der »Benannten Stelle« angebracht werden. Eine »Benannte Stelle« ist eine staatlich akkreditierte Stelle, die die Konformitätsbewertung des Herstellungsprozesses im Auftrag eines Herstellers überprüft und deren Korrektheit nach einheitlichen Bewertungsmaßstäben bescheinigt, d. h. eine Art TÜV für Medizinprodukte (§ 3, Abs. 20 MPG). Mit »CE« gekennzeichnete Waren sind in der gesamten europäischen Gemeinschaft verkehrsfähig.

Eine grobe Unterteilung der Medizinprodukte erfolgt in aktive und passive Medizinprodukte. Aktive Medizinprodukte sind mit einer Energiequelle betrieben, wie z. B. Defibrillatoren, EKG-Schreiber oder Beatmungsgeräte. Passive Medizinprodukte sind u. a. Instrumente, Optiken, Verbandsstoffe.

Das Medizinproduktegesetz unterscheidet folgende 4 Gruppen von Medizinprodukten:

Aktive, implantierbare Medizinprodukte Hierzu zählen alle Geräte, die nach einem chirurgischen Eingriff in den Körper eingebracht werden und dort ihre Wirkung zeigen. Versorgt werden diese Produkte mit einer eigenen Energiequelle. Beispiele sind: Herzschrittmacher, Arzneimittelpumpen (z. B. Insulinpumpen) oder künstliche Herzen.

Aktive, nicht implantierbare Medizinprodukte Es handelt sich um elektrisch betriebene Geräte, die nicht implantiert werden. Beispiele sind: Röntgengeräte, Lasergeräte, Narkose- und Beatmungsgeräte, Operationsmaschinen und Bestrahlungsgeräte.

Nicht aktive Medizinprodukte Hierzu zählen alle Medizinprodukte, die ihre Wirkung ohne Hilfe einer Energiequelle zeigen. Dazu zählen sowohl Artikel, die in den Körper implantiert werden, als auch solche, die nur äußerlich verwendet werden. Beispiele sind: Mullbinden, Kanülen, Spritzen, Herzklappen, Zahnprothesen und künstliche Gelenke.

Labordiagnostika Diese Produkte dienen der biochemischen Untersuchung des Zustandes unseres Körpers. Beispiele sind: Reagenzien, Analysengeräte, Aids-Tests, Schwangerschaftstests, Cholesterintests und viele mehr.

Für die Zulassung eines neuen Medizinproduktes ist eine Risikoklassifizierung notwendig. Die Medizinprodukteklasse orientiert sich dabei laut Medizinproduktegesetz an dem durch die Anwendung des Produktes entstehenden Risiko für den Patienten.

Folgende Risikoklassen stehen Europa weit zur Verfügung:

- Klasse I: geringes Risiko. Beispiele sind ärztliche Instrumente, Gehilfen, Verbandmittel
- Klasse IIa: mäßiges Risiko. Beispiele sind Einmalspritzen, Kontaktlinsen, Trachealtuben
- Klasse IIb: erhöhtes Risiko. Beispiele sind Anästhesiegeräte, Beatmungsgeräte, Blutbeutel
- Klasse III: hohes Gefahrenpotential. Beispiele sind Herzkatheter, Koronarstents, Gelenke

Betäubungsmittelgesetz

H. Plötz, *Pflege mini Arzneimittel*,
DOI 10.1007/978-3-642-41559-3_11,
© Springer-Verlag Berlin Heidelberg 2014

> ▶ Betäubungsmittel (BtM) sind Stoffe, die v. a. Schmerzen,
> Hunger, Durst und Angstgefühle aufheben. Sie rufen bei den
> meisten Menschen einen lustbetonten Zustand (Euphorie)
> hervor und können eine Sucht erzeugen.

Unter das Betäubungsmittelgesetz fallen Stoffe wie Opium (und die darin enthaltenen Alkaloide* Morphin, Thebain, Codein u. a.), Kokain, indischer Hanf sowie die ihnen gleichgestellten Stoffe, die in einer durch Bekanntmachung vom 06.01.1976 veröffentlichten Liste enthalten sind.

Am Beispiel des Opiums sollen Anwendung und Wirkungsweise eines Betäubungsmittels dargestellt werden: Opium ist der dunkelbraune, bittere, eingetrocknete Milchsaft des Schlafmohns (Papaver somniferum). Diese Mohnart wird hauptsächlich in Kleinasien, Afghanistan und Indien angebaut. Die Opiumgewinnung ist schon aus dem 2. Jahrtausend v. Chr. belegt.

Die Wirkung des Opiums gleicht der seines wichtigsten Bestandteils Morphin: in kleinen Gaben zuerst erregend, dann beruhigend, schmerz- und krampfstillend, schlafbringend; in größeren Mengen dagegen stark betäubend. Es kommt dann zu tiefem, lange anhaltendem, von lebhaften Träumen und Halluzinationen begleitetem Schlaf und schließlich (durch Lähmung des Zentralnervensystems und besonders des Atemzentrums) zum Tod.

Einen der Inhaltsstoffe des Opiums, das Morphin, entdeckte 1804 der Apotheker Sertürner. Nach Erfindung der Injektionsspritze durch den englischen Arzt Wood im Jahre 1842 begann Anwendung und Missbrauch des Morphins, da sich durch i. v.- und s. c.-Gabe die benötigte Menge Morphin erheblich reduzieren ließ (▶ Abschn. 1.4.2 und ▶ Abschn. 1.4.4).

Das Problem des Missbrauchs von Betäubungsmitteln trat Anfang dieses Jahrhunderts in vielen Ländern auf, sodass man zu der Erkenntnis kam, die Suchtfrage nur länderübergreifend, d. h. auf internationaler Ebene, lösen zu können.

In den USA wurde bereits ab 1906 der BtM-Verzehr kontrolliert. Im Jahre 1912 fand die Haager Konvention zur Bekämpfung des BtM-Missbrauchs statt. Acht Jahre später wurde davon das deutsche Opiumgesetz abgeleitet. Auf UN-Ebene erfolgte 1961 die Single Convention on Narcotic Drugs, welche für alle 116 Unterzeichnerstaaten noch heute gültig ist. Am 31.12.1961 wurde die Konvention in Deutschland in nationales Recht überführt (Einheitsabkommen über Suchtstoffe). Wiederum auf UN-Ebene wurde 1971 das Übereinkommen über psychotrope Stoffe verfasst.

Das heute geltende Betäubungsmittelgesetz mit der letzten Aktualisierung von 2011 stellt den ungesetzlichen Gebrauch von in den Anlagen I bis III zum Gesetz abschließend aufgezählten Betäubungsmitteln unter Strafe und regelt zusammen mit der Betäubungsmittelverschreibungsverordnung die ärztlich indizierte Verwendung von Betäubungsmitteln. Da es ein Sonderrecht (Lex specialis) und ein Sicherheitsrecht ist, liegen zwingende Rechtsnormen vor und die Behörden haben keinen Ermessensspielraum.

Die Bundesregierung ist ermächtigt, mit Zustimmung des Bundesrates Stoffe und Zubereitungen in die Anlagen I-III aufzunehmen oder aus den Anlagen auch wieder zu entlassen. Da es sich hier um Positivlisten handelt, gilt nur als Betäubungsmittel, was auch explizit in den Anlagen I bis III enthalten ist. Stoffe und Zubereitungen, die dort nicht enthalten sind, können somit auch keine Betäubungsmittel sein.

Im BtM-Gesetz ist darüber hinaus geregelt:

- die Erlaubnis für den Umgang mit BtM,
- der BtM-Verkehr, d. h. die Einfuhr, die Verschreibung, die Lagerung und der Export von BtM,
- die Überwachung des BtM-Verkehrs,
- die Strafbewehrung bei Verstößen gegen das BtM-Gesetz.

Wichtig ist, dass nicht mehr verwendbare Betäubungsmittel, z.B. verfallene BtM, sachgerecht vernichtet werden müssen. Die Vernichtung muss eine Wiederverwendung der Stoffe unmöglich machen und hat in Gegenwart zweier Zeugen zu geschehen. Über die Vernichtung ist ein Protokoll anzufertigen, das von den drei beteiligten Personen unterschrieben werden muss. Das Protokoll ist 3 Jahre lang aufzubewahren.

Die sog. Positivliste der Suchtstoffe gliedert sich wie folgt auf:

Anlage I Hier sind die nicht verkehrsfähige BtM aufgeführt (z. B. Heroin, Canabis, LSD).

Anlage II Hierbei handelt es sich um verkehrsfähige, aber nicht verschreibungsfähige Suchtstoffe, d. h., es sind v. a. Ausgangsstoffe für Rezepturen und zur Weiterverarbeitung bestimmte Stoffe aufgelistet (z. B. Ethylmorphin, Mohnstrohkonzentrat, Thebain).

Anlage III In diesem Teil sind BtM aufgeführt, die der Arzt verschreiben darf, d. h., es handelt sich um verkehrsfähige und verschreibungsfähige BtM. Hierunter fallen z. B. Morphin, Kokain, Barbiturate (z. B. Luminal®) und Benzodiazepine (z. B. Valium®). Für die Gruppe der Benzodiazepine und der Barbiturate gelten aber mengenmäßige Freigrenzen, sodass viele Fertigarzneimittel mit solchen Stoffen von der BtM-Verschreibungsverordnung ausgenommen wurden. Beim Export dieser Arzneimittel gelten wieder die Gesetze des BtM-Rechts.

Die BtM-Verschreibungsverordnung legt fest, welche Betäubungsmittel Arzt, Zahnarzt und Tierarzt verordnen dürfen. Der Krankenhausarzt ist bei der Verschreibung für den Stationsbedarf nur an relativ wenige Beschränkungen gebunden (z. B. darf er BtM nur als Zubereitungen und nicht als Reinsubstanzen auf dem 3-teiligen Betäubungsmittelanforderungsschein verschreiben).

BtM-Rezepte, -karteikarten und -lieferscheine sind mindestens 3 Jahre aufzubewahren und der Kontrollbehörde (meist das örtliche Gesundheitsamt) vorzulegen. Die BtM-Kartei muss Auskunft über den tatsächlichen Bestand an Betäubungsmitteln geben und die Zu- und Abgänge nach Datum geordnet aufführen. Betäubungsmittel und Betäubungsmittelrezepte bzw.-anforderungsscheine sind stets verschlossen aufzubewahren. Das Verschreiben von BtM zur Substitution Drogenabhängiger ist ebenfalls hier geregelt.

Abschließend noch ein Wort zum Begriff »Droge«. Landläufig wird darunter ein Suchtstoff (also im Grunde ein BtM) verstanden. Im pharmazeutischen Sinne sind aber Drogen nichts anderes als getrocknete Pflanzen oder Tiere oder Teile davon (z. B. Spanische Fliegen). So gesehen sind auch Kamillen- und Pfefferminztee Drogen.

Serviceteil

H. Plötz, *Pflege mini Arzneimittel*,
DOI 10.1007/978-3-642-41559-3,
© Springer-Verlag Berlin Heidelberg 2014

Wirkstoffe, Arzneimittel, Handelsnamen – eine Übersicht

Wirkstoff/Arzneimittel	Handelsname
Acarbose	Glucobay®
Acetylcystein	ACC Hexal®
Aclidiniumbromid	Bretaris Genuair®
Acylaminopenicillin Piperacillin	Pipril®
Alfentanyl	Rapifen®
Alizaprid	Vergentan®
Almotriptan	Almogran®
Alprazolam	Tafil®
Alteplase	Actilyse®
Ambroxol	Mucosolvan®
Aminomethylbenzoesäure	Pamba®
Amitriptylin	Amineurin®
Amitriptylinoxid	Equilibrin®
Amlodipin	Norvasc®
Amoxicillin	Amoxihexal® Amoxypen®
Amoxicillin/Clavulansäure	Augmentan®
Amphotericin B	Ambisome®
Ampicillin	Ampicillin Berlin Chemie® Ampicillin ratio®
Anidualfungin	Ecalta®
Apixaban	Eliquis®
Aprepitant	Emend®
Aprotinin	Trasylol®

Wirkstoff/Arzneimittel	Handelsname
Argatroban	Argatra®
Articain	Ultracain®
Atenolol	Tenormin®
Atropin	Atropin®
Azetylsalizylsäure (ASS)	Aspirin 100®
Azilsartan	Edarbi®
Azithromycin	Zithromax®
Baldrian	Baldriparan®
Bambuterol	Bambec®
Beclomethason	Junik®
Benzocain	Anästhesin®
Benzylpenicillin	Isocillin®
Beta-Acetyldigoxin	Novodigal®
Biperiden	Akineton®
Bisoprolol	Concor®
Bivalirudin	Angiox®
Bromocriptin	Pravidel®
Brotizolam	Lendormin®
Budesonid	Pulmicort®
Bunazosin	Andante®
Buprenorphin	Temgesic sublingual® Tbl.
Butylscopolamin	Buscopan®
Cabergolin	Cabaseril®
Cafazolin	Cefazolin Hikma®
Candesartan	Blopress®
Captopril	Captopril®
Carbachol	Isopto-Carbachol® Carbachol®

Wirkstoff/Arzneimittel	Handelsname
Carbamazepin	Tegretal®
Caspofungin	Cancidas®
Cefadroxil	Grüncef®
Cefepim	Maxipime®
Cefixim	Ceforal®
Cefotaxim	Claforan®
Cefotiam	Spizef®
Cefpodoxim	Orelox®
Ceftarolin	Zinforo®
Ceftazidim	Fortum®
Ceftriaxon	Rocephin®
Cefuroxim	Elobact®
Certoparin	Mono Embolex®
Chlordiazepoxid	Librium®
Ciclesonid	Alvesco®
Cimetidin	Tagamet®
Ciprofloxacin	Ciprobay®
Citalopram	Cipramil®
Clarithromycin	Klacid®
Clobutinol	Silomat® (wegen Nebenwirkungen außer Handel)
Clomipramin	Anafranil®
Clonazepam	Rivotril®
Clonidin	Catapresan®
Clopidogrel	Plavix®
Clozapin	Leponex®
Codein	Codicaps®
Cromoglycinsäure	Intal®

Wirkstoff/Arzneimittel	Handelsname
Dabigatran	Pradaxa®
Dalteparin	Fragmin®
Danaparoid (Heparinoid)	Orgaran®
Darepoetin	Aranesp®
Darifenacin	Emselex®
Desirudin (Hirudin)	Revasc®
Dextromethorphan	Wick Hustensirup®
Diazepam	Valium®
Digitoxin	Digimerck®
Digoxin	Lanicor®
Dihydralazin	Nepresol®
Dihydrocodein	Paracodin®
Dikaliumclorazepat	Tranxilium®
Dilatrend	Querto®
Diltiazem	Dilzem®
Diphenhydramin	Moradorm®
Distigminbromid	Ubretid®
Dobutamin	Dobutamin Carino® Dobutamin®
Dolasetron	Anemet®
Domperidon	Motilium®
Donezepil	Aricept®
Dopamin	Dopamin ratio® Dopamin®
Dopexamin	Dopacord® (in Deutschland nicht im Handel)
Doripenem	Doribax®
Doxazosin	Cardular® Diblocin®

Wirkstoff/Arzneimittel	Handelsname
Doxepin	Aponal®
Doxylamin	Gittalun®
Duloxetin	Cymbalta®
Efeublätter	Prospan®
Eletriptan	Replax®
Enalapril	Xanef®
Enoxaparin	Clexane®
Enoximon	Perfan®
Entacapon	Comtess®
Epoetin alfa	Erypo®
Epoetin beta	NeoRecormon®
Epoetin theta	Eporatio®
Eprosartan	Tevetan®
Ertapenem	Invanz®
Erythromycin	Erythrocin®
Eslicarbazepin	Zebenix®
Esomeprazol	Nexium®
Etilefirin	Effortil® (systemische Anwendung)
Eukalyptus	Gelomyrtol®
Exenatid	Bydureon® (Dosierung nur 1-mal je Woche)
Exenatid	Byetta®
Famotidin	Pepdul®
Felodipin	Modip®
Fentanyl	Fentanyl (Amp)
Fesoteridin	Toviaz®
Filgrastim Biosimilar	Rastigrastim®

Wirkstoff/Arzneimittel	Handelsname
Filgrastim	Neupogen®
Flucloxacillin	Staphylex®
Fluconazol	Diflucan®
Flunitrazepam	Rohypnol®
Fluoxetin	Fluctin®
Fluticason	Flutide®
Fluvoxamin	Fevarin®
Fondaparinux	Arixtra®
Formoterol	Foradil®
Fosaprepitant	Ivemend®
Fosfomycin	Infectofos® Monuril®
Fosinopril	Fosinorm®
Frovatriptan	Allegro®
Furosemid	Lasix®
Gabapentin	Neuontin®
Galantamin	Reminyl®
Glibenclamid	Euglucon®
Glibornurid	Glutril®
Glimepirid	Amaryl®
Gliquidon	Glurenorm®
Glyceroltrinitrat	Nitrolingual® Nitroderm® TTS
Glycopyrroniumbromid	Sebri Breezhaler®
Granisetron	Kevatril®
Guaifenisin	Wick Hustenlöser®
Haloperidol	Haldol®
Hopfen	Kytta-Sedativum®

Wirkstoff/Arzneimittel	Handelsname
Hydrochlorothiazid	Esidrix®
Hydromorphon	Palladon (Tabletten)
Imipenem/Cilastin	Zienam®
Imipramin	Tofranil®
Indacaterol	Onbrez®
Ipratropium	Atrovent®
Irbesartan	Aprovel®
Isosorbiddinitrat	Isoket®
Isosorbidmononitrat	Corangin®
Itraconazol	Sempera®
Ketoconazol	Nizoral®
Ketotifen	Zaditen®
Lamotrigin	Lamictal®
Lansoprazol	Agopton®
Lenogastim	Granocyte®
Lepirudin (Hirudin)	Refludan®
Levetiracetam	Keppra®
Levodopa + Benserazid	Madopar®
Levodopa + Carbidopa	Nacom®
Levodopa + Carbidopa + Entacapon	Stalevo®
Levofloxacin	Tavanic®
Lidocain	Xylocain®
Linagliptin	Trajenta®
Liraglutid	Victoza®
Lisinopril	Acerbon®
Lisurid	Dopergin®
Lixisenatid	Lyxumia®
Lacosamid	Vimpat®

Wirkstoff/Arzneimittel	Handelsname
Lorazepam	Tavor®
Lormetazepam	Sedalam® Noctamid®
Losartan	Lorzaar®
Maprotilin	Ludiomil®
Melisse	Plantival forte®
Melperon	Eunerpan®
Memantine	Ebixa®
Mepivacain	Scandicain®
Meropenem	Meronem®
Methyldopa	Presinol®
Metixen	Tremarit®
Metoclopramid	Paspertin®, Gastrosil®, MCP®
Metoprolol	Beloc zok® Beloc®
Metyldigoxin	Lanitop®
Mianserin	Tolvin®
Midodrin	Gutron®
Miglitol	Diastabol®
Milrinon	Corotrop®
Minoxidil	Lonolox®
Moclobemid	Aurorix®
Molgramostim	Leucomax® (nicht mehr im Handel)
Molsidomin	Corvaton®
Mometason	Asmanex®
Morphin	MST (Tabletten)
Moxifloxacin	Avalox®

Wirkstoff/Arzneimittel	Handelsname
Moxonidin	Cynt®
Nadroparin	Fraxiparin® /Fraxodi®
Naratriptan	Formigran®
Nateglinid	Starlix®
Nebivolol	Nebilet®
Nedocromil	Iratan®
Neostigmin	Neostigmin®
Nifedipin	Adalat®
Nisoldipin	Baymcard®
Nitrendipin	Bayotensin®
Nitrofurantoin	Uro-Tablinen®
Nitrofurazon	Furacin®
Nortriptylin	Nortrilen®
Noscapin	Capval®
Ofloxacin	Tarivid®
Olanzapin	Zyprexa®
Olmesartan	Votum®
Omeprazol	Antra®
Ondansetron	Zofran®
Orciprenalin	Alupent®
Oxcarbazepin	Trileptal®
Oxacillin	Stapenor®
Oxazepam	Uskan®
Oxycodon	Oxygesic (Tabletten)
Oxymethazolin	Nasivin® (lokale Anwendung, Nase)
Palonosetron	Aloxi®
Pantoprazol	Pantozol®

Wirkstoff/Arzneimittel	Handelsname
Paroxetin	Seroxat®
Passionsblume	Pascoflair®
Pegfilgrastim	Neulasta®
Pentaerythryltetranitrat	Pentalong®
Pentazocin	Fortral (Amp)
Pentoxyverin	Sedotussin®
Pergolid	Parkotil®
Pethidin	Dolantin (Amp)
Phenobarbital	Luminal®
Phenprocoumon	Marumar®
Phenytoin	Zentropil®
Physiostigmin	Anticholium®
Pilocarpin	Pilomanol®
Pindolol	Visken®
Pioglitazon	Actos®
Pipamperon	Dipiperon®
Piperacillin	Piperacillin Hikma®
Piperacillin/Tazobactam	Tazobac®
Piretanid	Arelix®
Piritramid	Dipidolor (Amp)
Posaconazol	Noxafil®
Pramipexol	Sifrol®
Prasugrel	Efient®
Prazosin	Minipress®
Pregabalin	Lyrica®
Prilocain	Xylonest®
Primidon	Mylepsinum®

Wirkstoff/Arzneimittel	Handelsname
Procain	Procain Actavis®
Propranolol	Dociton®
Pyridostigmin	Mestinon®
Quetiapin	Seroquel®
Quinapril	Accurpo®
Rabeprazol	Pariet®
Ramipril	Delix®
Ranitidin	Zantic® Ranitic®
Rasagilin	Azilect®
Reboxetin	Edronax®
Remifentanyl	Ultiva (Amp)
Repaglind	Novonorm®
Reproterol	Bronchospasmin®
Resperpin	Briserin®
Reteplase	Rapilysin®
Reviparin	Clivarin®
Risperidon	Risperdal®
Rivaroxaban	Xarelto®
Rivastigmin	Exelon®
Rizatriptan	Maxalt®
Ropinirol	Requip®
Ropivacain	Naropin®
Rosiglitazon	Avandia®
Rotigotin	Neupro® Pflaster
Roxithrmycin	Rulid®
Salifenacin	Vesicare®

Wirkstoff/Arzneimittel	Handelsname
Salmeterol	Servent®
Saxagliptin	Onglyza®
Selegilin	Antiparkin®
Sertalin	Zoloft®
Sildenafil	Revatio®
Sitagliptin	Januvia® Xelevia®
Spitzwegerichblätter	Plantago Hustensaft Weleda® Bronchosern®
Streptokinase	Streptase®
Sulpirid	Dogmatil®
Sultanol	Broncho Spray®
Sumatriptan	Imigran®
Tapentadol	Palexia (Retardtabletten)
Teicoplanin	Targocid®
Telithromycin	Ketek®
Telmisartan	Micardis®
Temazepam	Planum®
Tenecteplase	Metalyse®
Terazosin	Heitrin®
Terbutalin	Bricanyl®
Tiagabin	Gabitril®
Ticagrelor	Brilique®
Ticlopidin	Tiklyd®
Tigecyclin	Tygacil®
Tinzaparin	Innohep®
Tiotropium	Spiriva®
Tolcapon	Tasmar®

Wirkstoff/Arzneimittel	Handelsname
Tolterodin	Detrusitol®
Topiramat	Topamax®
Torasemid	Torem®
Trandolapril	Udrik®
Tranexamsäure	Cyklokapron®
Tranylcypromin	Jatrosum®
Triazolam	Halcion®
Trihexyphenidyl	Artane®
Tropicamid	Mydriatikum Stulln®
Tropisetron	Navoban®
Trospium	Spasmex®
Trospiumchlorid	Spasmex®
Urapidil	Ebrantil®
Urokinase	Urokinase Medac®
Valproinsäure	Ergenyl® Orfiril®
Valsartan	Diovan®
Vancomycin	(Nur unter generischem Namen erhältlich.)
Venlafaxin	Trevilor®
Verapamil	Isoptin®
Verapamil	Isoptin®
Vigabatrin	Sabril®
Vildagliptin	Galvus®
Viloxazin	Vivilan®
Voriconazol	Vfend®
Warfarin	Coumadin®
Xylometazolin	Otrivin® (lokale Anwendung, Nase)

Wirkstoff/Arzneimittel	Handelsname
Ziprasidon	Zeldox®
Zolmitriptan	Ascotop®
Zolpidem	Stilnox®
Zonisamid	Zonegran®
Zopiclon	Ximovan®
Zuclopenthixol	Ciatyl®

Glossar

Abdomen Bauch

Absorption (med.) Aufnahme von Flüssigkeiten oder Gasen durch Schleimhäute u. a. in Körperzellen

Acetylcholin Überträgersubstanz der Nervenimpulse von einem Nerv auf den anderen oder auf das Erfolgsorgan

Adsorbens Stoff, der infolge seiner Oberflächenaktivität gelöste Substanzen und Gase (physikalisch) an sich bindet (u. a. zur Entgiftung des Magen-Darm-Trakts verwendet)

Aerosol in Luft oder Gasen schwebende, feinstverteilte Stoffe; kolloidale Dispersion von festen Stoffen oder Flüssigkeiten in Luft oder Gasen (z. B. Arzneimittel zur Inhalation)

afferent zu einem Organ hinführend

Affinität Anziehung

Agonist Stoff (Molekül), der nach Besetzung spezifischer Rezeptoren eine Wirkung auslöst

Akkommodation Anpassung, Einstellung eines Organs auf die zu erfüllende Aufgabe; im engeren Sinne: Einstellung des Auges auf die jeweilige Sehentfernung durch Veränderung der Brechkraft der Linse

Alkaloide meist alkalisch (basisch) reagierende, stickstoffhaltige, in der Regel kompliziert gebaute Naturstoffe, die in vielen Pflanzen (besonders in tropischen und subtropischen zweikeimblättrigen Pflanzen) gebildet werden. Die Zusammensetzung vieler A. ist heute bekannt, die meisten sind kristalline, in Wasser schwer lösliche Substanzen von basischem Charakter; meist optisch aktiv. Das basische N-Atom der Alkaloide kann Säure anlagern, wodurch aus der Alkaloidbase das Alkaloidsalz entsteht

Allergen Stoff (Molekül), der eine allergische Reaktion im Körper auslösen kann

Allergie die zu krankhafter (überschießender) Immunreaktion führende Reaktionsveränderung aufgrund einer Überempfindlichkeit auf an sich harmlose Stoffe (z. B. Pollen)

Alveole Lungenbläschen, eigentlicher Ort des Gasaustausches

Amenorrhö Ausbleiben der monatlichen Regel länger als 4 Monate

Amnesie Erinnerungslücke, Gedächtnisschwund, Ausfall des Erinnerungsvermögens bezüglich eines bestimmten Zeitraums vor oder während einer Bewusstseinsstörung (bei epileptischem Anfall, Gehirnerschütterung, Hypnose u. a.)

Amputation operative Abtrennung eines Körperteils

Anabolika den Eiweiß- und damit den Muskelaufbau fördernde Pharmaka

Analgesie Schmerzlosigkeit

anaphylaktischer Schock oft tödlich verlaufender Schock infolge Überempfindlichkeit gegenüber wiederholter parenteraler* Zufuhr desselben Stoffes; besonders häufig ausgelöst durch Eiweißstoffe

androgenitales Syndrom Die Nebennierenrinde produziert zu viele Androgene. Folge bei Jungen: vorzeitige Pubertät; bei Mädchen: Erscheinungen von »Vermännlichung«

Angina pectoris Engegefühl in der Brust, Herzenge, Stenokardie

Antagonist Stoff, der entweder einen Agonisten* vom Rezeptor* verdrängt oder die Bindung des Agonisten an seinen Rezeptor verhindert, z.B. indem er ihn selbst besetzt. Der Antagonist verhindert somit die Auslösung der normalen Wirkung

Antibiogramm bakteriologischer Test mittels Wachstumshemmung; sagt aus, auf welche Antibiotika die untersuchten Bakterien empfindlich reagieren

Antibiotika Medikamente zur Bekämpfung von Infektionen

Antidot Gegengift

Antiemetikum/Antemetikum Mittel gegen Erbrechen

Antikörpertiter im Blut feststellbare Menge von Antikörpern gegen eine bestimmte Erkrankung

antiphlogistisch entzündungshemmende Eigenschaft

antipyretisch fiebersenkende Eigenschaft

Antitussivum Mittel gegen Husten

apathogen das Gegenteil von pathogen*

Apnoe Atemstillstand

Arterie Schlagader

arteriell sauerstoffhaltiges Blut führend

Asphyxie Atemstörung, Atemstillstand, Behinderung des Gasaustauschs in den Lungen und die damit zusammenhängende Hypoxämie*, die zu Zyanose und Herzstillstand führen kann

Aspiration Einsaugen von Flüssigkeit oder festen Stoffen bzw. Gasen in die Lunge

bakteriostatisch die Bakterienvermehrung verhindernd, aber nicht direkt bakterienabtötend

bakterizid bakterienabtötend

Basen Laugen; Verbindungen, die in wässriger Lösung negativ geladene OH-Ionen abspalten

Betarezeptoren (β-Rezeptoren) Vermittler adrenerger Wirkung, bewirken Tachykardie*, Stoffwechselsteigerung des Herzens, Dilatation* der Bronchien und Gefäße

biliär die Galle betreffend, durch Galle bedingt

Bradykardie langsame Herztätigkeit mit weniger als 55 Schlägen/min

bukkal zur Backe, zur Wange gehörend

Carrier Substanz, die ein in ihr gelöstes oder an sie gekoppeltes Arzneimittel durch ein Gewebe hindurch transportiert

Cave Fachbezeichnung für »Vorsicht«

Compliance hier Bereitschaft des Patienten, Hinweise und Verordnungen des Arztes zu befolgen; auch Bereitschaft des behandelnden Arztes, sich individuell auf den Patienten einzustellen

Corpus luteum Gelbkörper

Cushing-Syndrom Krankheitsbild mit Fettsucht, Vollmondgesicht, Hyperglykämie, Polyglobulie und anderen Symptomen infolge vermehrter Produktion kortikotroper Hormone (nach dem amerikanischen Gehirnchirurgen Harvey Cushing, 1869–1939)

Defektur Herstellung von Arzneimitteln in der Apotheke in größeren Mengen (Vorrat)

Defibrillation Beseitigung des Kammerflimmerns mit Hilfe entsprechender antiarrhythmischer Medikamente oder durch einen definierten Elektroschock

Dekokt, Dekoktum aus Abkochung von Pflanzenteilen hergestellter Pflanzenauszug

Delirium Bewusstseinstrübung (Verwirrtheit), verbunden mit Erregung, Sinnestäuschungen und Wahnideen

Derivat Verbindung, die aus einer anderen entstanden ist und mit der Ausgangsverbindung noch vom Aufbau her verwandt ist

Desinfektion Entkeimung, Keimfrei-Machen

Dilatation Erweiterung eines Hohlorgans, z. B. eines Blutgefäßes

Diurese Harnausscheidung

Droge pharm.: Teile von Pflanzen oder Tieren, die pharmazeutische Verwendung finden umgangsspr.: Stoffe pflanzlicher oder chemisch-synthetischer Herkunft, die als Suchtmittel benutzt werden

»drug targeting« Ein Arzneistoff wird so verändert, dass er z. B. nur an einem Organ (=Ziel=»target«) wirkt, die anderen Organe also nicht beeinflusst (wichtig z. B. bei Krebsmitteln)

Dyskinesie Störung eines Bewegungsablaufs, meist mit verminderter Bewegungsaktivität verbunden

Dysmenorrhö schmerzhafte Regelblutung

Effektor hier (enzymologisch): Substanz, die Enzymaktivität reguliert

effektorisch eine sofortige (End-)Wirkung auslösend; effektorische Hormone werden von peripheren Drüsen ausgeschüttet und haben ihre Wirkung im Gewebe

efferent von einem Organ herkommend

Embolie Verstopfung eines Blutgefäßes (bei Lungenembolie einer Lungenarterie) durch in die Blutbahn geratene und mit dem Blutstrom verschleppte körpereigene oder körperfremde Substanzen

Emetikum Arzneimittel zur Auslösung des Erbrechens

Endemie in einer Gegend heimische Krankheit, von der regelmäßig ein gewisser Anteil der Bevölkerung erfasst wird; schleichende Durchseuchung (im Gegensatz zur Epidemie, die eine Massenerkrankung bezeichnet)

endogen im Körper selbst, im Körperinneren entstehend, von innen kommend

endokrin mit innerer Sekretion (von Drüsen)

enteral auf den Darm, die Eingeweide bezogen

enterohepatischer Kreislauf Ausscheidung einer »zirkulierenden« Substanz über die Leber in die Galle, von dort in den Darm; Rückresorption (meist im Darm) → Pfortader → Leber → Galle → Darm. Betrifft hauptsächlich Gallensäuren und Gallenfarbstoffe sowie körpereigene und körperfremde Steroidhormone, Glukokortikoide und verschiedene Medikamente. Die Substanzen durchlaufen den e. K. u. U. mehrfach

Enzyme (Fermente) in lebenden tierischen und pflanzlichen Zellen gebildete, hochmolekulare Eiweißkörper, die als Katalysatoren chemischer Reaktionen in biologischen Systemen wirken

Epilepsie »Fallsucht«, unvermittelt auftretende Krampfanfälle von wenigen Minuten mit Bewusstseinsverlust, Blutdruckabfall, Apnoe und Hinstürzen, Schaum vor dem Mund (häufig blutig bei Zungenbiss)

Epithel oberste Zellschicht (Deckgewebe) des menschlichen und tierischen Haut- und Schleimhautgewebes

epithelial zum Epithel* (oberste Zellschicht, Deckgewebe, des menschlichen Haut- und Schleimhautgewebes) gehörend, aus Epithel bestehend

Euphorie übersteigertes, nicht der Wirklichkeit entsprechendes Glücksgefühl

Exhalation Ausatmung, Ausdünstung

exogen außerhalb des Organismus entstehend; von außen her in den Organismus eindringend

exokrin das Drüsensekret nach außerhalb der Drüse absondernd, z. B. Verdauungssäfte des Pankreas (gelangen in den Dünndarm) oder Speicheldrüsen

Expektorans, Expektorantium auswurfförderndes, schleimlösendes Mittel

Exsudat entzündliche Ausschwitzung; eiweißhaltige Flüssigkeit, die bei Entzündungen aus den Gefäßen austritt

extrapyramidal außerhalb der Pyramidenbahn; Bereich des Gehirns, der für zielgerichtete Motorik (Bewegungsabläufe) zuständig ist

Fette Verbindungen (Ester) des Glyzerins mit mittel- oder langkettigen Fettsäuren. Sie bestehen nur aus den Elementen C, H und O

First-pass-Effekt teilweise oder vollständige Verminderung der Bioverfügbarkeit eines peroral verabreichten Arzneimittels durch metabolische (den Stoffwechsel betreffende) Veränderungen, bevor das Medikament den großen Blutkreislauf erreicht

Flatulenz Blähung

Follikel (Drüsen-)Bläschen, kleiner Schlauch, Säckchen (z. B. Haarbalg, Lymphknötchen)

forciert verstärkt betrieben

galenische Mittel pharmazeutische Zubereitung aus Drogen wie Extrakte, Destillate, Tinkturen, Latwergen, Salben und Pflaster, im Gegensatz zu den Rohdrogen (Remedia simplicia) und chemischen Fabrikaten. Unter Galenik versteht man die Wissenschaft von der Formgebung (pharmazeutische Technologie) und der technologischen Prüfung der Arzneimittel. (Galenus war der Leibarzt von Kaiser Marc Aurel in Rom.)

gastrointestinal Magen und Darm betreffend

Generika Fertigarzneimittel, die nicht unter einem eingetragenen Warenzeichen, sondern unter dem international empfohlenen Freinamen im Handel

sind, z. B. Paracetamol-ratiopharm®; oft im Sinne von »Nachahmerpräparat« gebraucht

glomerulär den Glomerulus* betreffend

Glomerulus allgemeine Bezeichnung für Gefäßknäuel, hier: in der Niere

Glukose Traubenzucker, Dextrose

Glykogen tierische Stärke, Kohlenhydrat; wichtigstes energiereiches Substrat in nahezu allen Zellen

Gram-Färbung Färbung von mikroskopischen Bakterienpräparaten (mit Karbolgentianaviolettlösung und Karbolfuchsin), durch die Bakterien gleichen Aussehens unterschieden werden können (da sie entweder die Farbe der einen oder die der anderen Lösung annehmen)

gram-negativ Bei der Gram-Färbung* (von Bakterien) sich rot färbend

gram-positiv Bei der Gram-Färbung* (von Bakterien) sich blau färbend

Hämodialyse Reinigung des aus einer Arterie oder Vene in einen Kunststoffschlauch geleiteten Blutes von krankhaften Bestandteilen durch Entlangfließen an einer semipermeablen (halbdurchlässigen) Membran

Hämolyse Zerstörung (Auflösung) der roten Blutkörperchen

Halbwertszeit biol.: Zeit, in der die Hälfte eines Stoffes im Körper zu einer unwirksamen Substanz abgebaut bzw. ausgeschieden und durch eine neue

Substanz ersetzt wird phys.: Zeit, in der ein radioaktiver Stoff die Hälfte seiner Strahlenwirksamkeit verliert bzw. zur Hälfte in nichtradioaktive Bestandteile zerfallen ist

hepatisch zur Leber gehörend

hydrophil wasserlöslich, eigentlich wasserliebend

hyperämisieren erhöhte Durchblutung bewirken

Hyperkinese übermäßige Bewegungsaktivität

Hypoglykämie Verminderung des Blutzuckers (<70 mg%)

Hypoxämie Verminderung des Sauerstoffs im Blut infolge von Beeinträchtigung der Atmung oder als Folge von Kreislaufstörungen u. a.

Ikterus Gelbsucht, Anstieg des Bilirubingehalts im Blut über einen bestimmten Wert und Übertritt ins Gewebe, Gelbfärbung der Haut

Indikation Anwendungsgebiet (Bsp.: Indikation von Paracetamol sind Schmerzen und Fieber)

induziert ausgelöst, verursacht

Infusion Einführung größerer Flüssigkeitsmengen in den Organismus, in der Regel über einen venösen Zugang

Injektion Einspritzung

Inspiration Einatmung

Insuffizienz Organschwäche, nicht mehr den Ansprüchen genügend (etwa, wenn ein insuffizientes Herz nicht mehr in der Lage ist, den Körper ausreichend mit Blut zu versorgen)

Interaktion gegenseitige Wechselwirkungen (z. B. von Medikamenten untereinander)

interstitiell im Interstitium* gelegen oder ablaufend

Interstitium 1) Zwischenraum zwischen Körperorganen oder Körperteilen; 2) auch interstitielles Gewebe, Zwischengewebe: Bezeichnung für das nerven- und gefäßführende Binde- und Stützgewebe, das die Zwischenräume im spezifischen Gewebe (Parenchym*) eines Organs ausfüllt bzw. das Parenchym* umgibt

Intoxikation Vergiftung

intraperitoneal in die freie Bauchhöhle hinein erfolgend

»intrinsic activity« Fähigkeit eines Arzneistoffes, nach Bindung an einen Rezeptor einen Effekt auszulösen

irreversibel nicht wieder rückgängig zu machen; Gegenteil von »reversibel«

Kammerflimmern mit Absinken bzw. Ausfall der Herzleistung verbundene unregelmäßige, wogende Bewegung der Herzkammern infolge ungeordneter Kontraktion der Muskelfasern (Puls >300 Schläge/min)

Karzinogen Stoff, der Krebs auslösen kann

Keton organische Verbindung mit einer oder mehreren CO-Gruppen, die an Kohlenwasserstoffreste gebunden sind

Klimakterium Wechseljahre

Klistier Darmeinlauf, Darmausspülung; Instillation von Flüssigkeit in den Mastdarm mit Darmrohr, Irrigator oder Spritze; z. B. zu Reinigungszwecken vor Röntgenaufnahmen, bei Verstopfung

Koitus Geschlechtsverkehr

Komplementsystem funktionelles System von der Immunabwehr dienenden Plasmaproteinen

Konjugation im pharmakologischen Sprachgebrauch ist die chemische Zusammenfügung zweier Moleküle gemeint (Bsp.: Konjugation vieler Arzneistoffe mit Schwefelsäure, um die Fremdstoffe besser wasserlöslich und damit über die Nieren eliminierbar zu machen)

Kontamination »Verunreinigung« nach Kontakt mit einem Stoff oder Erreger

Kontraindikation Gegenanzeige; beim Vorliegen bestimmter Krankheitssymptome darf ein Medikament nicht gegeben werden (vgl. Kontraindikation von Aspirin ist ein Magengeschwür) Kontrazeptivum: mechanisches oder chemisches Mittel zur Empfängnisverhütung

Korneaendothel innerste Hornhautschicht des Auges

Korneaepithel äußerste Hornhautschicht des Auges

Kortikoide Glukokortikoide, Substanzen mit der Wirkung von Nebennierenrindenhormonen; werden als universelle Notfallmedikamente bei allen Schockformen, allergischen Reaktionen und bei der Behandlung des Hirnödems verwendet

Kumulation zunehmende (u. U. vergiftende) Wirkung eines Arzneimittels bei fortgesetzter Verabreichung normaler Dosierungen

Latenzzeit Zeit zwischen Infektion (bei Erregern) bzw. Kontamination (bei Giften) und dem Auftreten der ersten Krankheitssymptome

Leukopenie starker Mangel an weißen Blutkörperchen

lipophil fettlöslich, eigentlich fettliebend

Lumen Querschnittsfläche, lichte Weite

Manie heftige Wutausbrüche, Besessenheit und Raserei

Mastzellen es werden Gewebemastzellen und Blutmastzellen unterschieden. Die Mastzellen sind sehr reich an Histamin, sodass ihnen eine wesentliche Rolle bei allergischen Reaktionen zukommt

Medulla oblongata verlängertes Mark, Sitz von Atem- und Herz-Kreislauf-Zentren und anderen wichtigen Reflexzentren (Schlucken, Niesen, Erbrechen u. a.)

Menopause Zeitpunkt der letzten Menstruation, Ende der fruchtbaren Lebensphase

Mesenchym rein zelliges Gewebe, aus dem sich die Formen des Stützgewebes entwickeln (auch embryonales Gewebe genannt)

mesenchymal zum Mesenchym* gehörend, es betreffend

Mikrovilli (Mehrz.) kleine, der Resorption dienende Zytoplasmafortsätze an der Oberfläche von Zellen

Miotikum Pupillenverengung (Miosis) hervorrufendes Mittel

Mitochondrium im Zellplasma liegende ovale Körnchen (oft stäbchen- oder fadenförmig aneinanderliegend), die für die Atmung und den Stoffwechsel der Zellen von Bedeutung sind

motorisch dem Muskel Bewegungsimpulse zuführend

Morbus Addison durch Verminderung oder Ausfall der Produktion von Nebennierenrindenhormon (infolge Schädigung der Nebennieren) bedingte schwere Allgemeinerkrankung, deren charakteristischstes Symptom die bronzeartige Verfärbung der Haut ist

Mukolytikum schleimlösendes Arzneimittel

Mydriatikum Pupillenerweiterung (Mydriasis) hervorrufendes Mittel

Nekrose abgestorbenes Gewebe

Nervensystem, autonomes (vegetatives) es steuert sich selbst, ist nicht dem Willen unterworfen, reguliert z. B. Herzfunktion, Atmung und Verdauung; bestehend aus N. sympathicus und N. parasympathicus

Nervensystem, peripheres alle dem Rückenmark entspringenden Nerven (periphere Nerven)

Neuroleptikum Medikament, das Spannungen, Ängste, Unruhe und Halluzinationen von Menschen nehmen kann

Nervensystem, zentrales Gehirn und Rückenmark

Neuroglia (Kurzbezeichnung: Glia) ektodermales Stützgewebe des ZNS; bildet ein dreidimensionales Faserwerk, in das die Nervenzellen und ihre Fortsätze eingeschlossen sind; grenzt die nervöse Substanz an allen Oberflächen und gegen die Blutgefäße ab und ist für den Stoffwechsel des Nervengewebes von großer Bedeutung

Nierentubuli, Tubuli renales (Mehrz.) mikroskopisch kleine Kanälchen in der Nierensubstanz

Noradrenalin Übertragersubstanz, die im Nebennierenmark und im ganzen sympathischen Nervensystem gebildet wird; steigert den Blutdruck, senkt die Pulsfrequenz

Nozirezeptor »Schmerzrezeptor«, Rezeptor, der bei Verletzungen gereizt wird und die Schmerzempfindung vermittelt

onkogen krebsauslösend

Obstipation Verstopfung

Parasympath(ik)omimetikum Arzneimittel, das eine ähnliche Wirkung auf den Organismus hat, wie sie durch Reizung des Parasympathikus entsteht

parenteral unter Umgehung des Magen-Darm-Kanals (z. B. Medikamente, die injiziert und nicht oral verabreicht werden)

Parenchym das eigentliche, der spezifischen Funktion des Organs dienende Organgewebe im Unterschied zum Binde- und Stützgewebe

pathogen krank machend

pathologisch krankhaft; das Gegenteil von physiologisch

peripher nicht zentral, z. B. nicht im zentralen Nervensystem gelegen

Peristaltik von den Wänden der muskulösen Hohlorgane (hier: Magen, Darm) ausgeführte Bewegung, bei der sich die einzelnen Organabschnitte nacheinander zusammenziehen und so den Inhalt des Hohlorgans transportieren

Permeabilität Durchlässigkeit, z. B. von Membranen

Persorption die Aufnahme unverdauter, ungelöster kleinster (Nahrungs-) Partikel durch die Darmepithelzellen (im Gegensatz zu Resorption)

Phagozytose Aufnehmen von festen Teilchen in das Zellinnere. Vorgang: Anlagerung des Teilchens an die Zellmembran, wodurch die Zellmembran mit dem Material bläschenförmig in die Zelle eingestülpt wird (Endozytose). Auflösung der umgebenden Zellmembran, Verarbeitung des Teilchens im Zellstoffwechsel

physiologisch den normalen, gesunden Lebensvorgängen entsprechend; das Gegenteil von pathologisch

Pinozytose Aufnehmen gelöster Stoffe ins Zellinnere. Vorgang: Anlagerung des Teilchens an die Zellmembran, wodurch die Zellmembran mit dem Material bläschenförmig in die Zelle eingestülpt wird (Endozytose). Auflösung der umgebenden Zellmembran, Verarbeitung des Teilchens im Zellstoffwechsel

Plasma Blut ohne zelluläre Bestandteile, d. h. ohne rote/weiße Blutkörperchen und ohne Blutplättchen

Protein einfacher Eiweißkörper, der nur aus Aminosäuren aufgebaut ist (z. B. Albumine, Globuline u. a.)

Prostaglandine aus Arachidonsäure gebildete Moleküle, die vielfältige Aufgaben im Körper zu erfüllen haben (Entzündungsreaktion, Blutdrucksenkung, Wehenauslösung oder Blutgerinnung)

pulmonal auf die Lunge bezogen

quantitativ mengenmäßig, vollständig

rektal zum Mastdarm gehörend, durch den Mastdarm erfolgend

renal zur Niere gehörig

resorbiert aufgesogen

Resorption Aufsaugung; pharmakologisch: Aufnahme von (Arznei-)Substanzen in den Blutkreislauf nach Transport durch best. Barrieren (z. B. Lipid-Eiweiß-Membranen) des Resorptionsorgans

reversibel wieder umkehrbar, in seinen ursprünglichen Zustand zurückkehrend; das Gegenteil von irreversibel

Rezeptor Bindungsstelle für bestimmte Moleküle (Bsp.: Schlüssel-Schloss-Prinzip)

Säuren, organische, anorganische Verbindungen, die in wässriger Lösung ein oder mehrere Wasserstoffionen abspalten

Sekretion Absonderung

sensibel hier Hautreize aufnehmend

Sklerose krankhafte Verhärtung eines Organs

somatisch körperlich

Stratum corneum die Hornschicht der Oberhaut, eine Lage abgestorbener und abschiefernder Zellen

sublingual unter der Zunge liegend

Suspension Aufschwemmen von feinen, festen Teilchen in einer Flüssigkeit

Sympath(ik)omimetika Arzneimittel, das im Organismus die gleichen Erscheinungen hervorruft, wie sie durch Erregung des Sympathikus ausgelöst werden (u. a. Adrenalin, Noradrenalin)

systemisch auf den ganzen Organismus wirkend

Tachykardie Steigerung der Herzfrequenz über 100 Kontraktionen pro min

Thromboembolie Embolie* infolge Verschleppung eines Thrombus mit dem Blutstrom

Trachea Luftröhre

transepidermal durch die äußere Zellschicht der Haut erfolgend transfollikulär: durch den Follikel* erfolgend

Transplantation operative Übertragung von Organen oder Organteilen

Tremor Muskelzittern

Toxin Giftstoff

toxisch giftig

trope Hormone Hormone, die selbst wieder die Freisetzung weiterer Hormone bewirken

tubulär im (Nieren-)Tubulus ablaufend

Tubus 1) Eileiter; 2) Katheter zum Freihalten der Atemwege und Beatmen, z. B. Pharyngealtubus, Trachealtubus

Uterus Gebärmutter

Vene Blutgefäß, das zum Herzen führt

venös auf die Vene bezogen

viszeral die Eingeweide betreffend

Zyanose bläuliche Färbung, besonders
der Lippen, Wangen und Fingernägel
infolge mangelnder Sauerstoffsätti-
gung des Blutes; es ist zwischen der
zentralen und der peripheren bzw. Er-
schöpfungszyanose zu unterscheiden

Literatur

Bierstedt U (1990) Neurochirurgische Krankheitsbilder und ihre Pflege. Springer, Berlin Heidelberg New York Tokyo (Reihe Fachschwester und Fachpfleger)

Gorgaß B, Ahnefeld FW (2001) Rettungsassistent und Rettungssanitäter, 6. Aufl. Springer, Berlin Heidelberg New York Tokyo

Honegger H (1976) Anatomie des Auges. Schriftenreihe der Bayerischen Landesapothekerkammer, Heft 11

Junqueira LC, Carneiro J (2002) Histologie, 5. Aufl. (Übers. aus dem Amerik. und neu bearb.: Schiebler TH, Peiper U). Springer, Berlin Heidelberg New York

Konietzko N, Teschler H, Freitag L (1998) Schlafapnoe, 2. Aufl. Springer, Berlin Heidelberg New York Tokyo

Larsen R (1999) Anästhesie und Intensivmedizin für Schwestern und Pfleger. Springer, Berlin Heidelberg New York Tokyo

Mutschler E (2001) Arzneimittelwirkungen, 8. Aufl. WVG, Stuttgart

Pschyrembel (2001) Klinisches Wörterbuch, 259. Aufl. De Gruyter, Berlin New York

Robert Koch-Institut (2001) Impfempfehlungen der Ständigen Impfkommission (STIKO) Infektionsepidemiologische Forschung, InfFo IV:iv

Rote Liste (2002) Bundesverband der Pharmazeutischen Industrie e. V. (Hrsg), Editio Cantor, Aulendorf

Schiebler TH, Schmidt W (Hrsg) (1999) Lehrbuch der gesamten Anatomie des Menschen, 8. Aufl. Springer, Berlin Heidelberg New York Tokyo

Schmidt RF, Thews G (Hrsg) (2000) Physiologie des Menschen, 28. Aufl. Springer, Berlin Heidelberg New York Tokyo

Spornitz UM (2002) Anatomie und Physiologie, 3. Aufl. Springer, Berlin Heidelberg New York Tokyo

Thümler R (2002) Morbus Parkinson, Ein Leitfaden für Klinik und Praxis. Springer, Berlin Heidelberg New York Tokyo

Turco SJ, King RE (1974) Sterile dosage forms, their preparation and clinical application. Lea & Febiger, Philadelphia

Stichwortverzeichnis

Printing: Ten Brink, Meppel, The Netherlands
Binding: Ten Brink, Meppel, The Netherlands